Payal Paul
Monika Koul

Cáries incipientes

Payal Paul
Monika Koul

Cáries incipientes

ScienciaScripts

Imprint

Cover image: www.ingimage.com

This book is a translation from the original published under ISBN 978-620-7-65366-9.

Publisher:
Sciencia Scripts
is a trademark of
Dodo Books Indian Ocean Ltd. and OmniScriptum S.R.L publishing group

120 High Road, East Finchley, London, N2 9ED, United Kingdom
Str. Armeneasca 28/1, office 1, Chisinau MD-2012, Republic of Moldova, Europe
Printed at: see last page
ISBN: 978-620-7-75502-8

Índice

Terminologias e definições

Seguem-se vários termos utilizados no Sistema de Classificação de Cáries da Associação Dentária Americana (ADA- CCS) e respectivas definições [1]

A lesão de cárie é a manifestação clínica da doença cárie. Um paciente diagnosticado com doença cárie pode ter poucas ou muitas lesões de cárie (uma manifestação clínica), e o número e a extensão dessas lesões são medidas da gravidade da doença. Com base em parâmetros clínicos, cada lesão de cárie pode ser classificada como não cavitada ou cavitada *(Figura 1).*

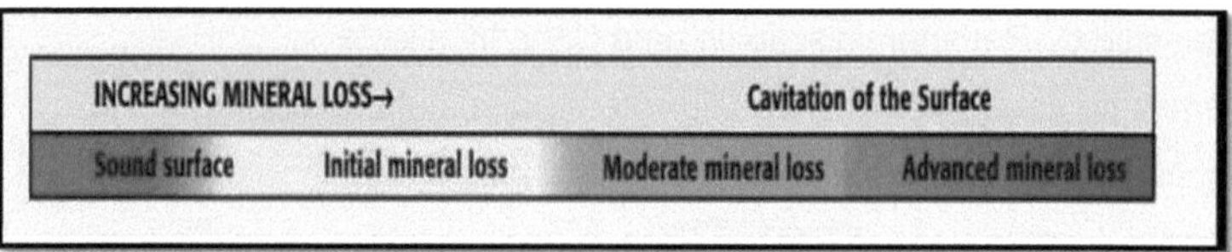

FIGURA 1: As lesões de cárie representam um continuum de perda mineral líquida

- ***Não cavitado*** refere-se ao desenvolvimento inicial da lesão de cárie, antes de ocorrer a cavitação. As lesões não cavitadas são caracterizadas por uma alteração na cor, brilho ou estrutura da superfície como resultado da desmineralização, antes de haver uma quebra macroscópica na estrutura superficial do dente. Estas lesões representam áreas com perda líquida de minerais devido a um desequilíbrio entre a desmineralização e a remineralização. O restabelecimento do equilíbrio entre a desmineralização e a remineralização pode parar o processo da doença cárie, deixando um sinal clínico visível da doença passada.
- ***Cavitado***[1] denota uma perda de integridade da superfície. Em alguns casos, a cavitação pode ser restrita ao esmalte (por exemplo, microcavitação). Nota que estas

lesões devem ser diferenciadas da hipoplasia linear do esmalte e da hipomineralização dos incisivos molares, que estão frequentemente associadas a um maior risco de doença cárie. [3] Frequentemente, a cavitação refere-se à perda total do esmalte e à exposição da dentina subjacente. Em qualquer caso, a cavitação denota a incapacidade de substituir biologicamente a perda de tecido duro e, se não for tratada, é provável que a lesão progrida.

- ***O tratamento cirúrgico*** refere-se à remoção da estrutura do dente, geralmente resultando na colocação de uma restauração. O tratamento cirúrgico deve ser minimamente invasivo, conservar a estrutura natural do dente,[4] e ser efectuado em conjunto com intervenções quimioterapêuticas e comportamentais não cirúrgicas adequadas.

- O tratamento ***não cirúrgico*** implica a utilização de estratégias que incluem barreiras físicas como os selantes, a modificação do biofilme, a remineralização através de intervenções quimioterapêuticas e a alteração do comportamento do doente. A decisão de tratar uma lesão de cárie de forma não cirúrgica ou cirúrgica é frequentemente tomada com base no facto de a superfície do dente estar ou não totalmente cavitada.[5,4]

Introdução

A cárie dentária é a doença crónica mais prevalente em todo o mundo. Quando as lesões iniciais são tidas em conta na avaliação clínica, apenas alguns indivíduos não são verdadeiramente afectados. Na maioria dos países industrializados, 60-90% das crianças em idade escolar são afectadas e quase 100% da população adulta é afetada. [6] Trata-se de uma doença multifatorial que afecta a dentição. As partículas de alimentos ou elementos orgânicos degradáveis devem estar presentes na superfície do dente para que as bactérias actuem durante um período de tempo substancial para que a cárie ocorra *(Figura 2)*. [7]

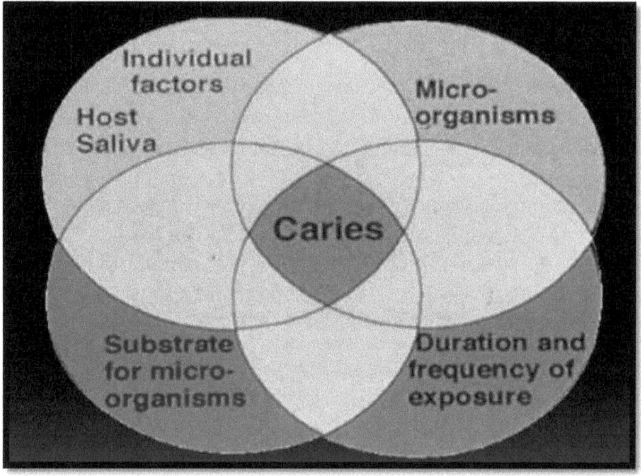

Figura2:Factores que causam a cárie dentária

Muitos microrganismos orais são capazes de formar ácidos orgânicos que reduzem o pH da placa dentária quando expostos a hidratos de carbono. A essência do processo carioso é a desmineralização local do esmalte, causando a degradação das hidroxiapatitas. Este processo inicia-se no biofilme bacteriano - a placa dentária que cobre a superfície do dente. As lesões de cárie desenvolvem-se quando se permite que os biofilmes orais amadureçam e permaneçam nos dentes durante longos períodos. A acidificação ambiental do dente afecta não só o número e as espécies de bactérias, mas também a taxa de libertação, a viscosidade e a capacidade de tamponamento da saliva. Numerosas estirpes de estreptococos, incluindo S. mutans, S. sanguinis e, em menor grau, lactobacillus, são consideradas como as principais bactérias envolvidas no desenvolvimento de cáries dentárias. Estas são as bactérias que inicialmente colonizam o biofilme oral, os ácidos produzidos por elas como subproduto metabólico induzem a formação de cáries. O esmalte dentário é composto principalmente por hidroxiapatite com pequenas quantidades de água, proteínas e oligoelementos, incluindo flúor. O esmalte pode ser facilmente desmineralizado na presença destes ácidos, causando cavitação, mas na presença de agentes remineralizadores o esmalte é capaz de manter a sua forma natural sem sofrer degradação. A cavidade oral tem um ambiente dinâmico; se as condições forem favoráveis, tanto a remineralização como a desmineralização podem ocorrer em simultâneo, como um mecanismo de "gangorra" *(Figura 3)* ***[hipótese de Levin]***[1]

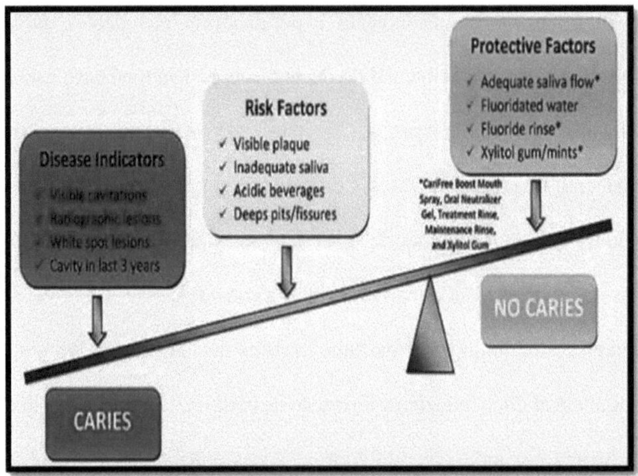

Figura 3: Mecanismo de progressão da cárie em forma de serra

Young e Featherstone, em 2013, afirmaram que a cárie é uma doença multifatorial e, consequentemente, estabeleceram o modelo de equilíbrio/ desequilíbrio da cárie para explicar a complexa interação entre os factores de risco patogénicos e os factores de proteção que conduzem aos indicadores da doença *(Figura 4)*. O modelo prevê se a lesão cariosa pode progredir, ser detida ou revertida. Por exemplo, se os factores de proteção equilibrarem os factores de risco, o modelo mudará para um estado saudável. Por outro lado, se os factores de risco, a desmineralização começará, deslocando o modelo para a progressão da cárie. [8] Felizmente, se o desequilíbrio acontecer, ele pode ser revertido para evitar o tratamento cirúrgico da cárie, mas isso pode ser feito antes da cavitação.[9]

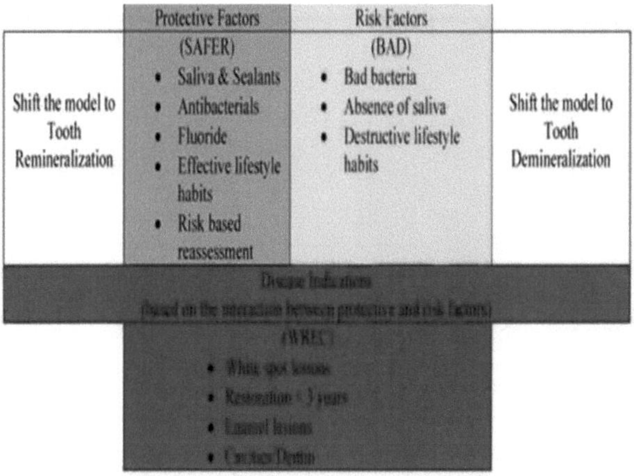

Shift the model to Tooth Remineralization

Protective Factors
(SAFER)
- Saliva & Sealants
- Antibacterials
- Fluoride
- Effective lifestyle habits
- Risk based reassessment

Risk Factors
(BAD)
- Bad bacteria
- Absence of saliva
- Destructive lifestyle habits

Shift the model to Tooth Demineralization

Figura 4: Equilíbrio/ desequilíbrio do risco de cárie

Baseado em Young e Featherstone

A cárie dentária é um processo que envolve um desequilíbrio da interação entre a superfície do dente e o biofilme microbiano, resultando numa desmineralização líquida.[10] Se este desequilíbrio progredir, a perda de minerais evoluirá para uma cavitação franca. Durante os últimos anos, o paradigma da cárie como um ponto final detectado numa fase cavitada mudou para um em que a cárie é considerada como um processo contínuo que pode ser detectado e tratado em fases iniciais. É nas fases iniciais que as estratégias preventivas podem travar a progressão da lesão e promover a remineralização. Este processo é geralmente lento, e os períodos de desmineralização alternam com outros períodos numa fase inicial da doença, ou seja, quando a camada de esmalte está intacta e, se as condições orais se alterarem, a lesão incipiente pode *remineralizar-se.*[11] *A lesão de cárie incipiente ou lesão de cárie não cavitada ou lesão de mancha branca (WSL) ou cárie de superfície lisa ou cárie precoce do esmalte* é a primeira evidência de atividade de cárie no esmalte e aparece como áreas opacas brancas e calcárias no esmalte quando seco ao ar e parece desaparecer quando o dente é reidratado ou molhado (*Figura 5*).[12]

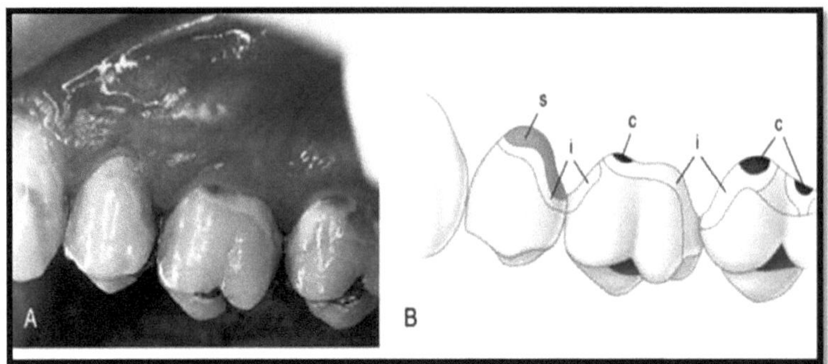

Figura 5: Cárie de superfície lisa facial e lingual. Podem ser observados vários níveis de envolvimento de cáries, incluindo cavitação (c); lesões de manchas brancas não cavitadas (i) e lesões não cavitadas coradas, rugosas e parcialmente remineralizadas (s).

Esta lesão pode ser caracterizada como reversível, e a superfície do esmalte é bastante dura, intacta e suave ao toque. Essas áreas de esmalte perdem sua translucidez devido à extensa porosidade subsuperficial causada pela desmineralização. Essas lesões geralmente são observadas nas superfícies facial e lingual dos dentes. Também podem ocorrer nas superfícies proximais, mas são difíceis de detetar. As lesões de manchas brancas desaparecem parcial ou totalmente visualmente quando o esmalte está hidratado (molhado), enquanto que o esmalte hipocalcificado é menos afetado pela secagem e humedecimento. O esmalte hipocalcificado não representa um problema clínico, exceto pelo seu potencial aspeto esteticamente desagradável.As lesões de cárie incipientes podem, por vezes, ser vistas nas radiografias como uma radiolucência ténue que se limita ao esmalte superficial. As lesões iniciais também podem ocorrer nas superfícies lisas proximais, embora a sua deteção por exame visual seja mais difícil. A separação dos dentes com separadores ortodônticos pode facilitar o exame visual das superfícies dentárias proximais. Quando uma lesão proximal é claramente visível radiograficamente, a lesão pode ter avançado significativamente, e a alteração histológica da dentina subjacente provavelmente já ocorreu, quer a lesão esteja cavitada ou não. [12] Também foi demonstrado experimental e clinicamente que a cárie de esmalte não cavitada pode remineralizar se medidas correctivas imediatas alterarem o ambiente oral, incluindo a remoção da placa bacteriana e a terapia com flúor.[13,14] A medicina dentária moderna é capaz de testar a presença de lesões cariosas antes da cavitação superficial do esmalte e sugere-se que os testes de rotina sejam obrigatórios para todos os pacientes em risco.[15-17] Para o diagnóstico de lesões cariosas precoces sem cavidades, deve existir um método de diagnóstico ideal que ofereça um elevado nível de sensibilidade e especificidade para evitar resultados falsos negativos e falsos positivos. No entanto, estas propriedades são difíceis de alcançar utilizando métodos de diagnóstico tradicionais. As medidas tecnologicamente mais avançadas para a deteção de cáries dentárias incipientes que se baseiam em propriedades ópticas (fluorescência, sistema ultrassónico, corante traçador, transiluminação, etc.) têm o maior potencial.[11] A profissão deve consciencializar-se da importância de identificar os primeiros indícios de doença, em vez de procurar apenas cáries. A medicina dentária eficaz requer a identificação precoce da doença, a identificação precoce de indivíduos com elevado risco de desenvolver cáries, para que possam receber uma intervenção preventiva precoce, bem como daqueles com baixo risco, de modo a reduzir os cuidados desnecessários e as despesas associadas.[18] Assim, a profissão precisa de se concentrar na mudança do padrão do processo de cárie, deve compreender o padrão de distribuição da doença e os seus determinantes e deve envidar esforços para a sua deteção precoce da cárie e estratégias de gestão preventiva.

História

- Já em 460 a.C. a 377 a.C., a dor de dentes era descrita como a pior das torturas. Anteriormente, prevalecia o conceito de que a dor de dentes se devia à infestação por vermes ou como castigo por ofensas cometidas contra Deus.[19]
- Foi em 1890 que *W.D. Miller* apresentou a ***"Teoria Acidogénica"*** *ou* ***"Químico-Parasitária"*** para explicar a ocorrência da cárie dentária. Segundo esta teoria, a cárie dentária resultava da descalcificação da estrutura dentária devido a ácidos produzidos por "parasitas" ou "microorganismos".
- Em *1944, Gottlieb* propôs a ***"teoria da proteólise"***. Segundo esta teoria, o componente proteico da estrutura dentária é destruído primeiro, antes da perda dos minerais do dente.
- *Schatz e Martin* (1955) propuseram a ***"Teoria da Proteólise-Chelation"***, que era uma extensão da teoria da proteólise.
- Jackson postulou a ***"teoria autoimune"*** do desenvolvimento da cárie.
- A teoria mais amplamente aceite até à data continua a ser a teoria acidogénica proposta por Miller. Esta pode ser melhor compreendida pela *tríade de Keyes (1960).* Os três factores envolvidos no resultado da cárie dentária são:

(1) Dente (hospedeiro)

(2) Substrato (hidratos de carbono fermentáveis)

(3) Microorganismos (bactérias).

Teorias da etiologia da cárie

A etiologia da cárie dentária é um problema complexo, complicado por muitos factores indirectos que obscurecem a causa ou causas directas. Não existe uma opinião universalmente aceite sobre a etiologia da cárie dentária.[20]

A. TEORIAS ANTIGAS SOBRE A FORMAÇÃO DE CÁRIES

- ***A lenda da minhoca:***

A referência mais antiga à cárie dentária e à dor de dentes provém de um antigo texto sumério conhecido como *"A lenda do verme"*. Foi descoberto numa tábua de argila, escavada numa antiga cidade do Vale do Eufrates, na região da Baixa Mesopotâmia, que data de cerca de 5000 a.C.

A história antiga da Índia, do Egipto e os escritos de Homero também fazem referência ao verme como causa da dor de dentes. Os chineses e os egípcios utilizavam dispositivos de fumigação que consistiam na queima de alho francês e de hiociamus (um alcaloide).

B. TEORIAS ENDÓGENAS

- ***Teoria humoral:***

Os quatro humores elementares do corpo eram o sangue, a fleuma, a bílis negra e a bílis amarela. Segundo Galeno, o antigo médico e filósofo grego, "a cárie dentária é produzida pela ação interna de humores acre e corrosivos".

- ***Teoria vital:***

No final do século XVIII, foi avançada uma teoria vital da cárie dentária que postulava que a cárie dentária tinha origem, tal como a gangrena óssea, no interior do próprio dente.

C. TEORIAS EXÓGENAS

- ***Teoria química (ácida):*** Nos séculos XVII e XVIII, surgiu o conceito de que os dentes eram destruídos por ácidos formados na cavidade oral. Os ácidos implicados eram inorgânicos.

Robertson (1835) propôs que a cárie dentária era causada pelo ácido formado pela fermentação de partículas de alimentos à volta dos dentes. No entanto, a possibilidade de envolvimento de microrganismos ainda não era reconhecida.

- ***Teoria parasitária (séptica):***

As primeiras observações microscópicas de raspagens de dentes e das lesões cariosas por ***Antoni Van*** *Leeuwenhock (1632-1723)* indicaram que os microrganismos estavam associados ao processo carioso.

Em *1843, Erdl* descreveu parasitas filamentosos na membrana removida dos dentes. *Ficinus* em 1847, um médico, também observou organismos filamentosos na cutícula do esmalte e em lesões cariosas.

Dubos (1954) postulou que os microrganismos ("animal culae") podem ter efeitos tóxicos nos tecidos.

- ***Teoria quimioparasitária de Miller (teoria acidogénica):***

Esta teoria foi originalmente proposta por *W.D.Miller em 1890.* Ele fez a observação significativa de que muitos organismos podem produzir ácido a partir da fermentação do açúcar e mostrou que vários microrganismos orais têm esta propriedade e que o ácido lático é um dos principais ácidos formados. Também demonstrou que os dentes humanos extraídos podiam ser desmineralizados por incubação em misturas de pão ou açúcar com saliva humana.

Curva do Stephan:

Stephan demonstrou que, no espaço de 2-4 minutos após o enxaguamento com uma solução de glucose ou sacarose, o pH da placa é reduzido de cerca de 6,5-5 e regressa gradualmente ao valor original no espaço de aproximadamente 40 minutos. Isto é representado graficamente como a "curva de Stephan" *(Figura 6)*.

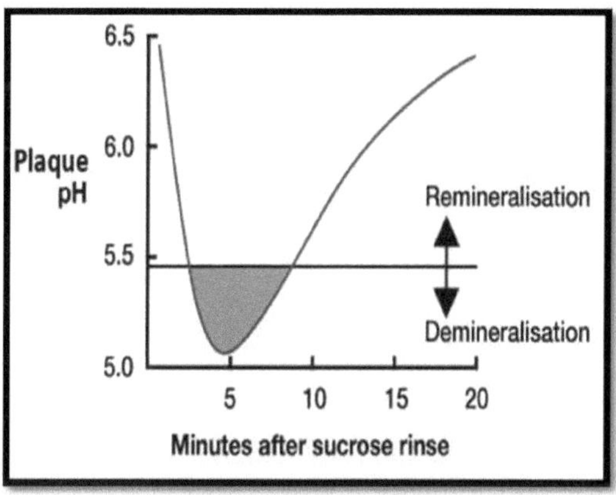

Figura 6: Curva de Stephan

- *Teoria proteolítica:*

Em *1947, Gottlieb* sugeriu que o ataque inicial ao esmalte poderia ser a destruição do material orgânico em vez da desmineralização por ácido. Assim, de acordo com esta teoria, a matriz orgânica seria atacada antes da fase mineral do esmalte. As enzimas proteolíticas libertadas pelas bactérias orais destroem a matriz orgânica do esmalte, soltando os cristais de apatite, de modo que estes acabam por se perder e o tecido colapsa.

No entanto, as áreas de esmalte com um conteúdo orgânico relativamente elevado (por exemplo, tufos e lamelas) não mostram uma maior suscetibilidade à cárie. Também não foi possível simular a cárie in vitro com agentes proteolíticos. É provável que o papel desempenhado pela proteólise na iniciação da cárie dentária não seja significativo, mas o seu papel na progressão da lesão cariosa mais avançada não pode ser excluído.

- *Teoria da quelação da proteólise:*

Esta teoria foi criada por *Schatz & Martin em 1955.* Propõe que alguns dos produtos da ação bacteriana sobre o esmalte, a dentina e os constituintes alimentares e salivares podem formar quelatos com o cálcio. Um quelato é um complexo entre um ião (Ca) e dois ou mais grupos do composto complexante. Uma vez que os quelatos podem ser formados em pH neutro ou alcalino, a teoria sugeria que a desmineralização do esmalte poderia ocorrer sem a formação de ácido.

Jenkins & Dawes efectuaram estudos para descobrir se a quelação desempenha um papel na etiologia da cárie. Concluíram que a saliva e a placa bacteriana não contêm substâncias em concentrações suficientes para quelar o cálcio em quantidades detectáveis do esmalte. No entanto, embora seja pouco provável que a quelação esteja envolvida no início da lesão, pode desempenhar um papel menor na lesão estabelecida.

D. OUTRAS TEORIAS SOBRE A ETIOLOGIA DA CÁRIE

- *Teoria autoimune:*

Burch & Jackson (1966) analisaram os dados epidemiológicos da cárie e sugeriram que os genes, em parte herdados e em parte mutacionais, determinam se um local num dente está em risco.

A maior parte dos dados em que a teoria se baseia são epidemiológicos. É duvidoso que estes dados, recolhidos durante os exames clínicos de rotina, sejam suficientemente precisos para uma análise matemática.

Etiopatogénese da cárie

A interação dos factores biológicos de risco provoca a cárie dentária. A taxa de desenvolvimento da lesão cariosa é influenciada pela presença ou ausência dos factores de proteção e pelos factores socioeconómicos ou psicossociais do paciente. Este modelo multifatorial com vários factores interactivos está representado na *(Figura 7)*

A secção seguinte tenta discutir os papéis etiológicos dos múltiplos factores individualmente, mas tal não se justifica, uma vez que a cárie é um resultado de papéis interactivos, consequentes e sobrepostos destes factores. Por conseguinte, o leitor é encorajado a associar e integrar os conceitos para uma compreensão completa. [21]

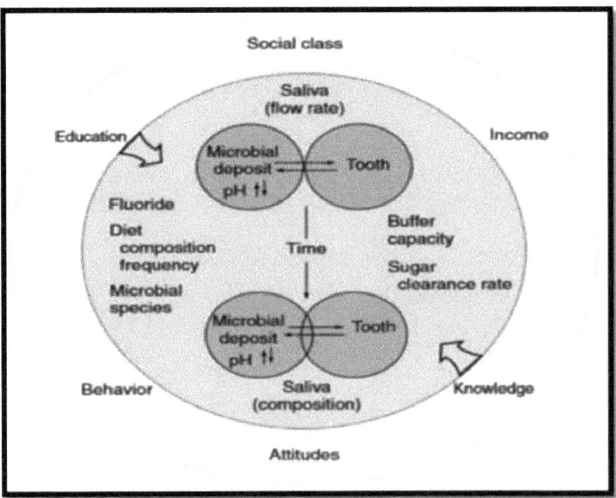

Figura 7: Modelo multifatorial da cárie dentária

Mecanismo da cárie dentária

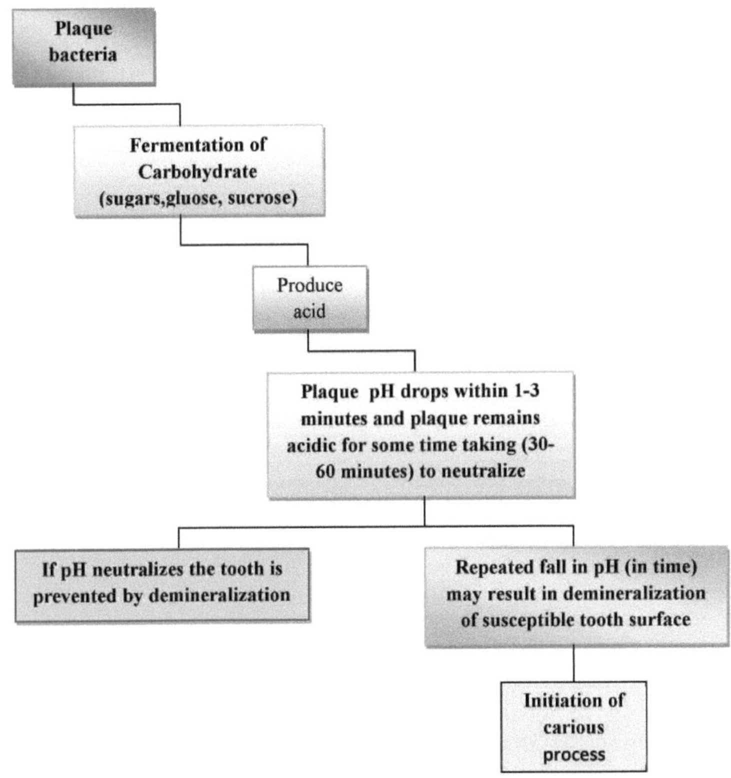

Menos de 5,5 pH crítico dos fluidos orais - perda de iões ca^{++} e Ph^{++} dos cristais E nas camadas superficiais e subsuperficiais, causando o desenvolvimento de grandes áreas de microporos que desenvolvem "lesões de *manchas brancas*".[22]

Classificação de cáries incipientes

As cáries incipientes podem ser classificadas com base em dois factores:

A. Classificação com base nas lesões [Tabela 1]

Lesão ativa: A superfície do esmalte é esbranquiçada/amarelada, opaca e normalmente localizada perto da margem gengival. Está normalmente coberta por placa bacteriana, sem perda de substância clinicamente detetável. Sente-se áspero ao toque quando a parte curva do explorador é movida suavemente entre a superfície - a utilização de um explorador afiado para avaliar a superfície da lesão é contra-indicada porque pode quebrar o esmalte.[23]

Lesão inativa: A superfície do esmalte é mais escura e brilhante, mas está intacta. Sente-se suave e dura ao toque; apesar disso, não se recomenda a avaliação destas lesões com um explorador.[24]

B. Classificação com base no risco do doente

Alto risco: os doentes apresentam um ou mais factores de risco como o consumo frequente de hidratos de carbono na dieta (mais de quatro vezes de açúcar por dia), exposição inadequada ao flúor, má higiene oral e disfunção salivar. No entanto, o melhor indicador de que os pacientes irão desenvolver cáries no futuro é o seu historial de cáries.[25]

Baixo risco: pacientes que apresentam factores de proteção como uma dieta saudável, escovagem dos dentes com uma pasta dentífrica com flúor pelo menos duas vezes por dia, aplicação profissional de fluoretos tópicos e função salivar normal.

ACTIVITY ASSESSMENT FACTOR	CARIES LESION ACTIVITY ASSESSMENT DESCRIPTORS	
	Likely to Be Inactive/Arrested	***Likely to Be Active***
Location of the Lesion	Lesion is not in a plaque stagnation area	Lesion is in a plaque stagnation area (pit/fissure, a proximal, gingival)
Plaque Over the Lesion	Not thick or sticky	Thick and/or sticky
Surface Appearance	Shiny; color: brown black	Matte/opaque/loss of luster; color: white-yellow
Tactile Feeling	Smooth, hard enamel/ hard dentin	Rough enamel/soft dentin
Gingival Status (If the Lesion Is Located Near the Gingiva)	No inflammation, no bleeding on probing	Inflammation, bleeding on probing

Tabela 1: Características das lesões de cárie activas e inactivas [26]

As características clínicas das lesões incipientes

- A lesão incipiente aparece como uma mancha branca ou castanha *(Figura 8), uma* vez que o aumento da porosidade abaixo da superfície do esmalte resulta na dispersão da luz e na perda de translucidez do esmalte e, por conseguinte, num aspeto branco gessado, particularmente quando desidratado. Quando rehidratado, o aspeto de giz branco desaparece.[17]

- A porosidade da superfície do esmalte determina se uma lesão está a progredir ativamente ou se foi interrompida.[17]

- É provável que as lesões activas se encontrem em áreas de estagnação da placa bacteriana e perto da margem gengival.

- Clinicamente, as lesões presas tendem a ter uma superfície lisa que reflecte a luz, dando um aspeto brilhante, podendo também acumular pigmentação.[17]

- Uma camada superficial frágil de lesão ativa é suscetível de ser danificada pela sondagem, particularmente em fossas e fissuras.[16,17]

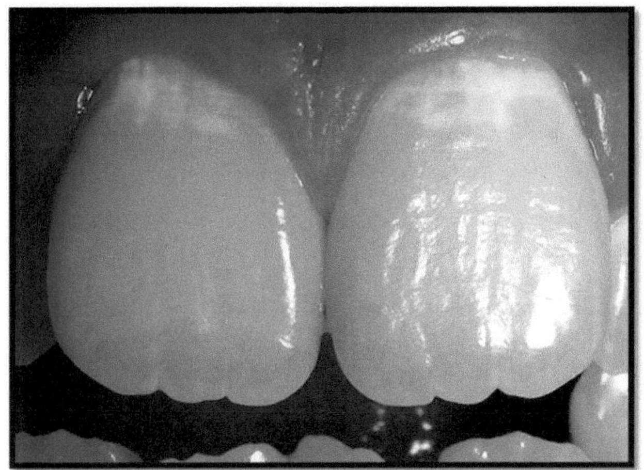

Figura 8: Cárie incipiente

Locais comuns de ocorrência de lesão incipiente

- As lesões de manchas brancas são mais frequentemente detectadas no terço cervical acessível de um dente. Também estão normalmente localizadas em áreas de alta suscetibilidade, tais como fossas, fissuras e algumas superfícies lisas dos dentes e observadas na superfície radicular do dente.[16,17]

- Estudos em pacientes com restaurações protéticas sugerem que estes podem ter cáries incipientes nas margens cervicais.[26]

- Manchas brancas cariosas são comumente observadas nas superfícies dentárias vestibulares após tratamento ortodôntico com aparelhos multibond.[27,28]

Zonas de cárie incipiente

A lesão cariosa incipiente é caracterizada por quatro zonas histopatológicas distintas *(Figura 9)*[30,31]

Existem duas zonas de desmineralização:

1. A **zona translúcida** (1% do volume dos poros) ao longo da frente de avanço da lesão; e

2. O **corpo da lesão** (>5-25% do volume do poro) representa a maioria da lesão e situa-se aproximadamente 15-30 µm abaixo da superfície intacta do esmalte sobrejacente.

Também estão presentes duas zonas de remineralização:

1. A **zona escura** (2-4% do volume dos poros) situada perto da frente de avanço, superficialmente à zona translúcida; e

2. A **zona de superfície** (1 a <5% do volume dos poros) que forma a superfície intacta sobre a lesão.

A formação inicial da lesão deve-se à dissolução da hidroxiapatite (HAP) dos prismas de esmalte que formam a superfície do esmalte.[30,31,32]

A dissolução inicial resulta na perda de uma pequena quantidade de mineral dentro do esmalte e teria uma aparência semelhante à zona translúcida (birrefringência negativa em quinolina). Com a desmineralização contínua, sem o benefício da remineralização desta lesão inicial, forma-se uma zona de superfície que se assemelha ao esmalte sadio circundante, no que diz respeito à sua birrefringência negativa (imbibição de água). Com a remoção contínua de mineral do esmalte subjacente, desenvolve-se um corpo positivamente birrefringente da lesão (imbibição de água) que separa a zona superficial sobrejacente da zona translúcida na frente de avanço. Se o desenvolvimento da lesão ocorrer durante um período relativamente longo, ocorrerá uma zona de remineralização (a zona escura, birrefringência positiva em quinolina) com reciprocidade de fases minerais da zona translúcida.

Se a formação da lesão ocorrer durante um curto período de tempo, a zona escura não se formará e haverá um rápido avanço da frente com um corpo grande e fortemente desmineralizado da lesão e uma zona superficial de espessura mínima. Quando ocorre um certo grau de desmineralização, a lesão assume uma aparência de mancha branca e torna-se clinicamente detetável.

A manutenção de uma superfície intacta durante a formação de cáries é bastante notável. Inicialmente, considerou-se que este facto era exclusivo do esmalte superficial. Mais tarde, foi provado que uma superfície intacta pode ser reproduzida mesmo quando o esmalte da superfície é triturado, e a cárie artificial é criada no esmalte desgastado remanescente.

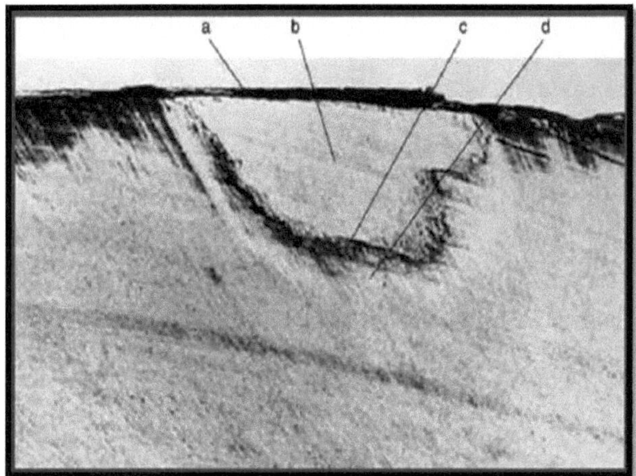

Figura 9: Secção transversal de uma pequena lesão de cárie no esmalte examinada em quinolina por luz transmitida (x100). A superfície (a) parece estar intacta. O corpo da lesão (b) mostra um realce das estrias de Retzius. A zona escura (c) rodeia o corpo da lesão, enquanto a zona translúcida (d) é evidente em toda a frente avançada da lesão. [33]

Mecanismo de Remineralização de uma Cárie Incipiente

A supersaturação da saliva com iões de cálcio e fosfato serve de força motriz para o processo de remineralização

As lesões de esmalte não cavitadas retêm a maior parte da estrutura cristalina original das barras de esmalte e os cristalitos gravados servem como agentes nucleadores para a remineralização

Os iões de cálcio e fosfato da saliva podem penetrar na superfície do esmalte e precipitar nas superfícies cristalinas altamente reactivas da lesão do esmalte

A presença de quantidades vestigiais de iões fluoreto durante este processo de remineralização aumenta consideravelmente a precipitação de cálcio e fosfato, resultando num esmalte remineralizado mais resistente ao ataque subsequente de cáries devido à incorporação de fluorapatite mais resistente aos ácidos

Sistemas de deteção de cáries incipientes

O diagnóstico de cáries foi definido como "a arte ou o ato de identificar uma doença a partir dos seus sinais e sintomas" e a deteção de cáries são os sinais e sintomas identificados.[34] É frequente a confusão na literatura quanto à terminologia utilizada para a deteção e o diagnóstico da cárie. Na última década, foram acordados três termos em termos de relevância direta para os cuidados preventivos da cárie:

(1) deteção de lesões: implica um método objetivo de determinar se existe ou não doença;

(2) avaliação da lesão: visa caraterizar ou monitorizar uma lesão, uma vez detectada, e

(3) diagnóstico da cárie: deve implicar um somatório humano, profissional, de todos os dados disponíveis.[35]

O processo contínuo de cárie foi representado por um icebergue como uma metáfora para concetualizar a cárie dentária. O icebergue *(Figura 10)* representa todo o conjunto de lesões e mostra como os métodos tradicionais podem deixar por detetar um grande número de lesões precoces, dependendo do limiar de diagnóstico a que os métodos são utilizados.[36]

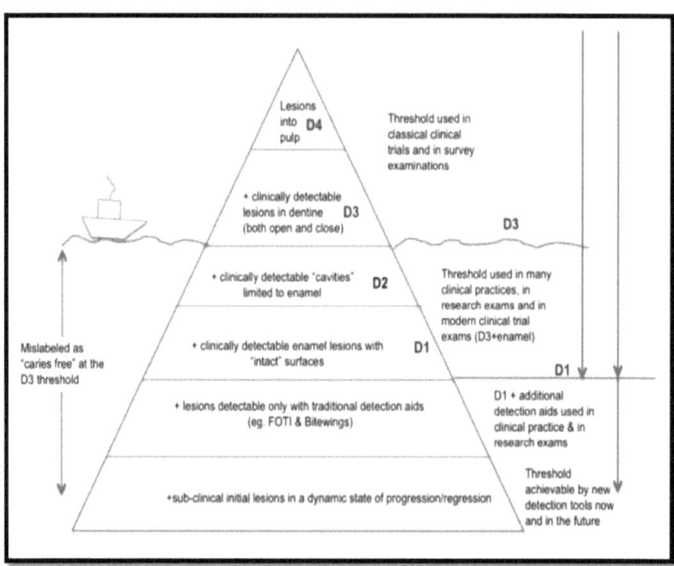

Figura 10: "Icebergue de cáries dentárias": Limiares de diagnóstico em ensaios clínicos e na prática

Os métodos de deteção de cáries são frequentemente introduzidos no mercado sem uma avaliação científica prévia. Foi afirmado que um bom método de deteção deve ser válido e fiável.[37] Um método válido resulta em medições comparadas com um padrão de ouro. No caso das cáries, o desempenho da deteção foi avaliado utilizando uma tabela de contingência 2x2 que contém as distribuições dos verdadeiros positivos, dos verdadeiros negativos, dos falsos positivos e dos falsos negativos. A sensibilidade e a especificidade são medidas amplamente utilizadas para descrever e quantificar a capacidade de diagnóstico de um teste[38] e são expressas como valores entre 0 e 1 (100%). Estes valores dependem da distribuição das cáries na amostra estudada. Muitas vezes, a prevalência de cáries da amostra estudada nos estudos in vitro é elevada (50-90%) em comparação com situações clínicas reais, sobrestimando a sensibilidade ao nível da doença. A inclusão de demasiadas superfícies sãs numa amostra de um estudo causará uma sobrestimação da especificidade.[39] A variação das sensibilidades e especificidades varia consoante o nível dos limiares. Foi demonstrado que quando a deteção da doença é feita ao nível não cavitado, o DMF pode ser duplicado e as superfícies sonoras foram reduzidas para aproximadamente um quarto.[40] O conceito de fiabilidade de um método também é importante. Um diagnóstico fiável é um método que pode ser utilizado por um ou diferentes examinadores, de modo a obterem resultados idênticos. Um método de deteção de cáries deve também ser reativo (capaz de detetar pequenas alterações no estado da cárie), pragmático, simples e acessível, proporcionando um custo-benefício máximo.[37]

PROTOCOLOS GNÓSTICOS DIA

Métodos de diagnóstico convencionais

(a) Olhos afiados e ampliação,

(b) deteção visual de lesão incipiente.

Método de diagnóstico alternativo

Physical principle	**Aplication in caries diagnosis**
a.X- rays	*-Digital image enhancement* *-Digital substraction radiography* *-Tuned aperture computed tomography*
b.Visible light	*-Optical caries monitor (OCM)* *-Quantitative fiberoptic transillumination (FOTI)* *-Quantitative light-induced fluorescence (QLF)*
c.Laser light d.Electrical current e.Ultrasound	-Laser-fluorescence measurement (DIAGNOdent) -Electrical conductance measurement (ECM) -Electrical impedance measurement -Ultrasonic caries detector

Deteção visual de lesão incipiente

O método mais comum de deteção de cáries é o exame visual das superfícies dentárias. Foram desenvolvidos diferentes índices de cárie com o objetivo de padronizar e quantificar a doença.

Índices de cárie

(i) O índice DMFT/dmft

Por exemplo, a Organização Mundial de Saúde (OMS) estabeleceu dois índices: DMFT (D=Decayed, M=Missing, F=Filled), baseado no nível do dente; e DMFS

(D=Decayed, M=Missing, F=Filled) baseado na superfície.No entanto, a classificação da OMS não leva em conta as lesões cariosas não cavitadas, o que levará a uma subestimação da experiência de cárie.Os critérios da OMS foram modificados para serem mais sensíveis às lesões cariosas dentárias não cavitadas. Assim, as lesões não cavitadas foram categorizadas como (D1), enquanto que (D2) foi utilizado para lesões cavitadas confinadas ao esmalte, e (D3) para as lesões cavitadas que atingem a dentina. Em alguns casos, (D4) é utilizado para indicar casos de envolvimento pulpar.[41]

(ii) Critérios de Ekstrand

Ekstrand et al. (1995) sugeriram um sistema de pontuação visual para avaliar a profundidade da penetração da lesão. A escala descreve as seguintes pontuações: - sem translucidez ou translucidez ligeira no esmalte após secagem (5 segundos); -opacidade ou descoloração dificilmente visível em superfícies húmidas, mas distintamente visível após secagem; -opacidade ou descoloração distintamente visível sem secagem; -quebra localizada do esmalte em esmalte opaco ou descolorido e/ou descoloração cinzenta da dentina subjacente; -cavitação expondo a dentina.[42] Este método reconhece o fenómeno físico da mancha branca como uma lesão muito precoce, avaliada clinicamente apenas após a secagem ao ar. Uma das vantagens mais significativas do sistema é a sua correlação com a histologia. As lesões de manchas brancas, que requerem secagem ao ar, são mais susceptíveis de se limitarem à ½ externa do esmalte. A profundidade de uma lesão de mancha branca ou castanha, evidente sem secagem ao ar, está localizada algures entre a metade interior do esmalte e o 1/3 exterior da dentina. A quebra localizada do esmalte devido a cárie, sem dentina visível, indica que a lesão se estende até ao 1/3 médio da dentina. Além disso, uma sombra acinzentada, acastanhada ou azulada da dentina que brilha através do esmalte aparentemente intacto também indica uma lesão que se estende ao 1/3 médio da dentina. As cavidades francas com dentina visível indicam que a lesão se estendeu ao 1/3 interno da dentina.[42,43]

(iii) Sistema Internacional de Deteção e Avaliação de Cáries (ICDAS)

O Sistema Internacional de Deteção e Avaliação de Cáries (ICDAS) foi desenvolvido em 2001 por um grupo internacional de investigadores. O sistema foi proposto como uma estratégia para integrar os sistemas de deteção modernos num sistema padrão.[44] O ICDAS incorpora conceitos do Método de Limiar Selecionável de Dundee para o diagnóstico de cáries (DSTM),[45] a investigação conduzida por Ekstrand et al.[42,43] e outros sistemas de deteção de cáries descritos na revisão sistemática conduzida por Ismail (2004).[46] O ICDAS é a subdivisão dos estágios do continuum da cárie dentária em um número variável de categorias discretas e previsíveis com base na extensão histológica da lesão dentro do dente[47,48] - como mostrado na *(Figura 11)*.

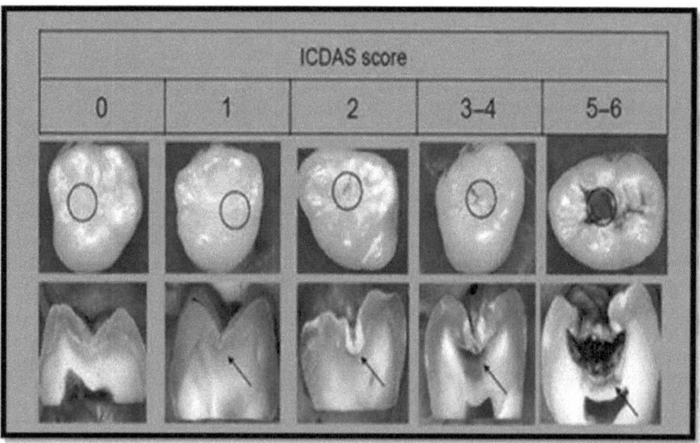

Figura 11: Códigos ICDAS baseados na extensão histológica das lesões

O ICDAS identifica as lesões de cárie com base na sua aparência clínica visual.

Os critérios consistem em 7 pontuações: 0=Som, I=Primeira alteração visual do esmalte (observada apenas após secagem prolongada ao ar ou restrita aos limites de uma fossa ou fissura), 2=Alteração visual distinta do esmalte, 3=Desintegração localizada do esmalte (sem sinais clínicos visuais de envolvimento dentinário), 4=Sombra escura subjacente da dentina, 5=Cavidade distinta com dentina visível, 6=Cavidade distinta extensa com dentina visível.[44]

O exame é visual, auxiliado por um explorador com ponta esférica, e deve ser efectuado em dentes limpos e secos.[44] A avaliação da atividade da lesão é também muito importante quando se utiliza o ICDAS. A avaliação da atividade da lesão ajudará nas decisões de tratamento, particularmente quando devem ser implementadas opções preventivas.[50] O ICDAS demonstrou ser um método exato e reprodutível para detetar lesões precoces e também para detetar alterações no acompanhamento longitudinal.[51,52] Recentemente, o Sistema Internacional de Classificação e Gestão da Cárie - ICCMS foi integrado no ICDAS para fornecer aos profissionais uma ferramenta para integrar e resumir informações sobre os dentes e os pacientes, incluindo o estado de risco de cárie. O ICCMS deve ser capaz de ajudar a planear, rever e monitorizar a cárie na prática clínica e pública.[53]

Radiografia

As radiografias são o meio de deteção mais utilizado, utilizando a técnica de bitewing. O objetivo das radiografias é detetar lesões de cárie aproximadas que não podem ser detectadas na inspeção visual. Os critérios mais comuns utilizados para avaliar as lesões de cárie aproximadas são: 0=nenhuma radiolucência; 1=radiolucência confinada à metade externa do esmalte; 2=radiolucência na metade interna do esmalte; 3=radiolucência na junção esmalte-dentina, mas não na junção dentina; 4=metade externa da dentina; 5=metade interna da dentina[5] \ *Figura 12).*

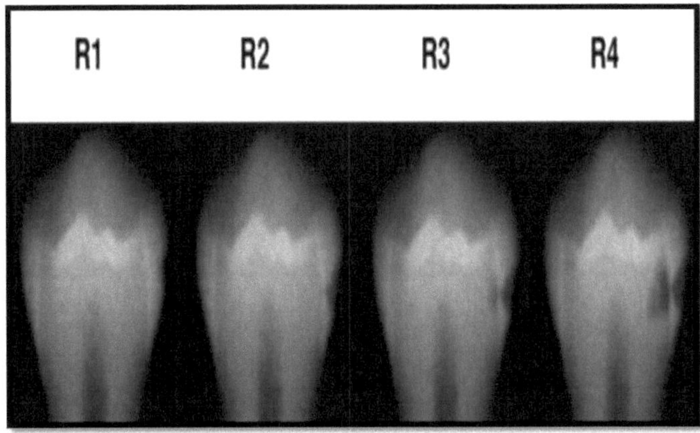

Figura 12: Pontuações radiográficas utilizadas para classificar a profundidade das lesões proximais

As radiografias digitais parecem ser mais seguras para o doente, exigindo menos irradiação e podendo ser armazenadas eletronicamente. No entanto, têm apenas um potencial de 256 níveis de cinzento, em comparação com as radiografias convencionais que contêm milhões de níveis de cinzento, o que sugere que as radiografias digitais teriam uma resolução inferior; verificou-se que a sensibilidade e a especificidade são inferiores às das radiografias tradicionais. No entanto, podem ser aplicados algoritmos para melhorar as escalas de cinzentos, aumentando a sua sensibilidade e especificidade.[55]

Foi demonstrado na literatura que o uso de radiografias é mais sensível do que a inspeção clínica para detetar lesões aproximadas e para lesões oclusais na dentina, para estimar a profundidade da lesão e para monitorizar o comportamento da lesão. No entanto, o desempenho da deteção de lesões oclusais em esmalte é inferior.[56,57]

Além disso, nas superfícies oclusais, a contribuição das radiografias parece ser mínima.[58] Quando uma lesão oclusal é detectada numa radiografia bitewing, a lesão pode já ter atingido o terço médio da dentina e, por conseguinte, estar fora do âmbito das intervenções de remineralização. Além disso, a radiografia não consegue distinguir entre lesões activas e paradas e, por vezes, entre lesões não cavitadas e cavitadas. Este último facto deve ser definitivamente determinado antes de se proceder a qualquer intervenção operatória.[59] Foi sugerido que a separação temporária dos dentes pode oferecer aos clínicos a capacidade de determinar se a lesão é ativa/inativa, cavitada/não cavitada.[60] O método mais comum de deteção de cáries é a combinação do exame visual-tátil complementado pela radiografia bitewing. No entanto, alguns estudos demonstraram uma diminuição do desempenho quando se utiliza a combinação de ambos os métodos. A precisão do exame visual-tátil por si só dependerá do método utilizado para este fim, da utilização de sondas para avaliação tátil e da capacidade de realizar a separação dos dentes para detetar lesões proximais.[61]

O exame radiográfico deve ser incluído como parte da avaliação inicial do paciente e também no processo de monitorização do comportamento da lesão ao longo do tempo. A radiografia pode acrescentar informações sobre os estágios clínicos do processo de cárie nas superfícies aproximais e os estágios mais avançados nas superfícies oclusais.[62]

Transiluminação de fibra ótica (FOTI e DiFOTI)

O método de transiluminação baseia-se no fenómeno de dispersão da luz para aumentar o contraste entre o esmalte normal e o esmalte cariado. O esmalte sadio é composto por cristais de hidroxiapatite modificados que estão densamente compactados, produzindo uma estrutura quase transparente. A dentina aparece cor de laranja, castanha ou cinzenta por baixo do esmalte, o que pode ajudar na discriminação entre lesões do esmalte e da dentina. Numa revisão recente, apenas três estudos in vitro apresentaram resultados para LCNCs utilizando FOTI . As pontuações de sensibilidade para o FOTI variaram entre 0,21 e 0,96, e a especificidade variou entre 0,74 e 0,88.[57] O DIFOTI (Digital Fibre-optic Transillumination) substitui o olho humano por um sensor CCD. O método de transiluminação pode apoiar a tomada de decisões de tratamento, mas não é capaz de monitorizar as lesões de cárie dentária como as radiografias de bitewing.[63] Os recentes desenvolvimentos em escalas ordinais para avaliações visuais, tais como o sistema de pontuação ICDAS, podem permitir uma estrutura mais robusta para exames visuais aos quais o FOTI pode ser adicionado[55] *(Figura 13).*

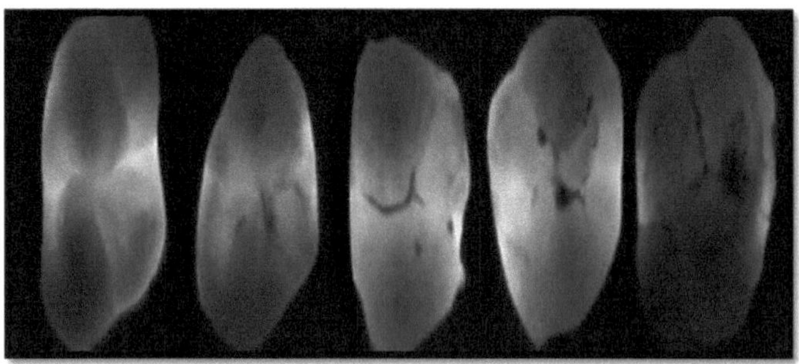

Figura 13: Exemplos de imagens FOTI

A: Sem sombra; B: Sombra cinzenta fina no esmalte; C: Sombra cinzenta larga no esmalte; D: Sombra de lesão microcavitada <2 mm em dentina; E: Sombra >2 mm em dentina.

Condutância eléctrica (CE)

Esta técnica é utilizada para mostrar se existe ou não uma lesão. Tem uma capacidade considerável para detetar lesões com um baixo nível de falsos positivos.[64] A sua principal limitação é o facto de não mostrar a extensão ou a posição da lesão, no entanto, é provavelmente uma ferramenta útil para o clínico se combinada com outras observações ao decidir sobre uma intervenção ou plano de tratamento restaurador.

Tomografia de Coerência Ótica (OCT)

A OCT é uma técnica de imagiologia de alta resolução, não invasiva, que constrói imagens transversais de estruturas biológicas internas.[65] Esta tecnologia baseia-se no princípio da interferometria ótica, utilizando uma fonte de luz de baixa coerência que é dividida em dois feixes, que depois são reflectidos, um a partir do tecido investigado e o outro a partir de um espelho de referência, e combinados para criar um padrão de interferência que contém informações sobre a profundidade da amostra.[66] O sistema OCT utilizou um comprimento de onda de 850 - 1310nm, resultando em profundidades de imagem de 0,6-2,0 mm. Estudos anteriores demonstraram que o OCT tem potencial para detetar e quantificar a desmineralização com base num aumento da dispersão da luz a partir de estruturas porosas no interior do dente em modelos in vitro semelhantes a cáries.[66,67] No entanto, os modelos in vitro não reflectiam a complexidade das lesões naturais; em particular, não eram lesões subsuperficiais.[67] Estudos anteriores demonstraram a potencial utilização do OCT para detetar e quantificar a desmineralização com base num aumento da dispersão da luz a partir de estruturas porosas no interior do dente relativamente recente, havendo ainda muito trabalho a fazer para avaliar todo o seu potencial *(Figura 14)*.

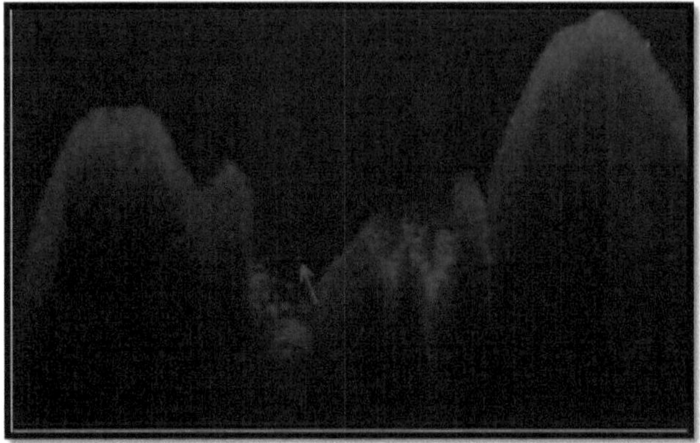

Figura 14: Exemplo de imagens OCT de uma lesão cariosa. A seta indica um aumento da dispersão da luz que corresponde à localização da lesão desmineralizada nas fissuras

Tomografia de Coerência Ótica Sensível à Polarização (PSOCT)

O sistema de tomografia de coerência ótica sensível à polarização (PSOCT) também tem sido utilizado para estudar a dispersão espacialmente resolvida e os fenómenos de polarização dos dentes, que se sabe terem um forte efeito de polarização. A PSOCT é outra ferramenta que tem sido utilizada para a avaliação in vitro de lesões remineralizadas de cárie dentária.

Fluorescência

QLF (Quantitative light-induced fluorescence): A QLF é um auxiliar de diagnóstico para a deteção, quantificação e monitorização da desmineralização precoce do esmalte. A QLF funciona segundo o princípio da autofluorescência do esmalte, detectando e quantificando a perda de fluorescência associada à desmineralização.[55] A técnica baseia-se no princípio da excitação da dentina com luz azul (370 nm), fazendo-a fluorescer na região amarelo-verde. Quando uma lesão está presente, um aumento da dispersão da luz faz com que a lesão apareça como manchas escuras num fundo verde brilhante. A perda de imagens de fluorescência pode ser quantificada em relação ao tecido saudável adjacente.[68] A imagem fluorescente do dente é registada, digitalizada e analisada quantitativamente. A perda de fluorescência é obtida através da reconstrução da fluorescência do esmalte saudável, assumindo que esta é de 100%. A diferença de diminuição da fluorescência é determinada através do cálculo da percentagem entre a superfície real e a reconstruída. Qualquer área com uma diminuição da fluorescência superior a 5% é considerada como uma lesão.[69] A fiabilidade do QLF in vivo parece ser excelente para a quantificação de lesões iniciais de cárie em superfícies lisas.[69] A QLF demonstrou uma boa sensibilidade in vivo.[52] No entanto, a especificidade é por vezes comprometida devido a factores de confusão. Também foram registadas correlações de até 0,82 para o QLF

e a profundidade da lesão. O QLF também demonstrou a capacidade de detetar e quantificar alterações do conteúdo mineral e do tamanho das lesões, demonstrando uma resposta à dose entre os dentífricos com e sem F em ensaios clínicos de curto prazo *(Figura 15).*

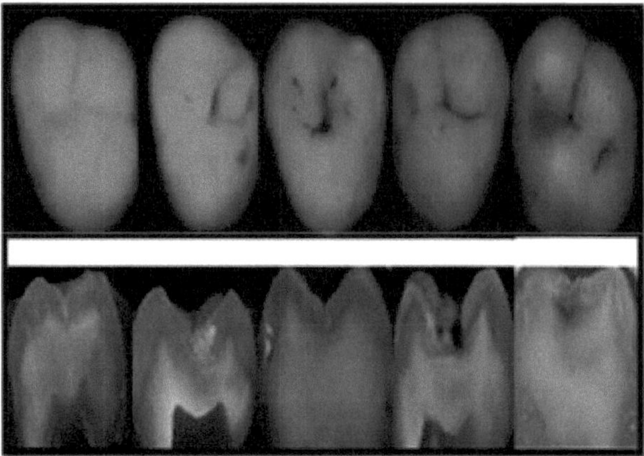

Figura 15: Imagens QLF comparadas com secções histológicas

DIAGNOcam : Trata-se de uma nova tecnologia para o diagnóstico de cáries baseada na transiluminação por imagem digital de infravermelhos próximos (NIDIT). Tem o potencial de fornecer várias indicações clínicas para melhorar a deteção clínica de cáries. É indicada principalmente para a deteção de cáries proximais e, menos importante, para cáries oclusais, fissuras e cáries secundárias.[72] Além disso, Tassoker e os seus colegas utilizaram o exame visual-tátil (ICDAS-II), a caneta DIAGNOdent e o DIAGNOcam para detetar lesões de cárie não cavitadas antes e depois da extração planeada para dentes molares e compararam-nos com o corte histológico como padrão de ouro. Os autores concluíram que o DIAGNOcam é o método de diagnóstico mais exato.[73] É necessária mais investigação para alargar a utilização do DIAGNOcam em situações clínicas, especialmente com lesões oclusais.

Com base em provas científicas fiáveis, a combinação dos métodos visuais e de outros meios de diagnóstico pode diagnosticar com precisão as lesões cariosas não cavitadas.[74] Por exemplo, uma comparação recente entre diferentes técnicas de deteção de lesões cariosas não cavitadas mostrou que a radiografia bitewing continua a ter a maior precisão.[75] Para diagnosticar lesões cariosas com precisão, o processo de deteção tem de ser sistemático e padronizado, tendo em consideração se a lesão cariosa está ativa ou não.

BENEFÍCIOS E RISCOS DA DETECÇÃO PRECOCE DE LESÕES CARIOSAS

- Aumenta o potencial de "remineralização" das superfícies dentárias desmineralizadas e não cavitadas.
- Risco de progressão da doença para o estádio cavitado.
- Reduz a probabilidade de sensibilidade dentária associada a uma lesão mais profunda.
- Manutenção da oclusão natural.
- Preserva o aspeto estético natural do esmalte dentário.
- Reduz os custos de tratamento associados a diagnósticos falsos negativos.[18]

Diagnóstico diferencial

Lesão de cárie incipiente é um termo popular para nomear uma lesão não cavitada ou de mancha branca *(Figura 16).* No entanto, refere-se à cor da lesão e não tem qualquer relação com a sua atividade. Por isso, pode ser confundida com outros tipos de lesões brancas dentárias, como a fluorose dentária ou a hipomineralização dos incisivos molares (HMI).[76] As principais diferenças entre estas patologias são a sua etiologia e a sua localização. A etiologia das lesões iniciais é a cárie dentária. Localizam-se habitualmente nas zonas de acumulação de placa bacteriana: margens gengivais ou cervicais e fossas e fissuras dos molares.

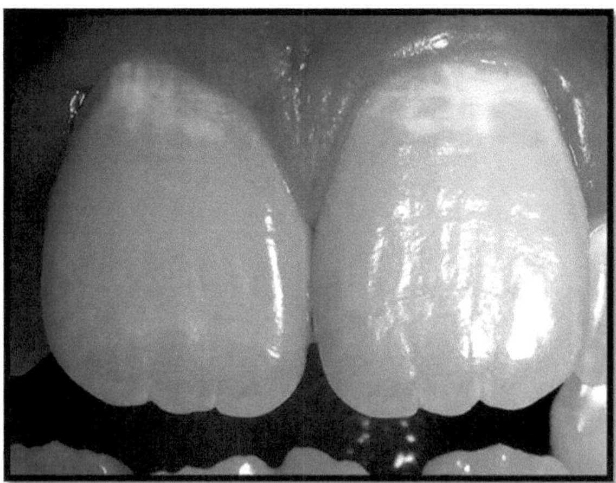

Figura 16: Lesão de mancha branca

1. a fluorose dentária resulta do aumento da ingestão de flúor durante a formação do esmalte, levando a defeitos no esmalte vistos como manchas brancas ou estrias. Estes defeitos localizam-se mais frequentemente na face vestibular dos dentes. A principal etiologia da fluorose dentária é o consumo de níveis elevados de flúor da água potável, um problema de saúde pública em algumas regiões do mundo. No entanto, o consumo inadequado de suplementos de flúor também pode causar fluorose dentária[77] *(Figura 17).*

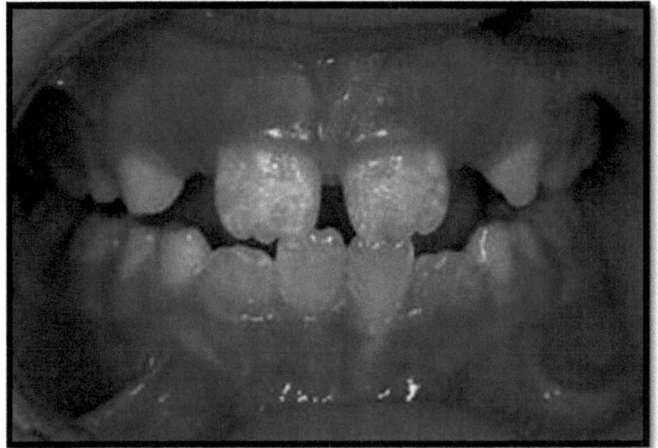

Figura 17: Fluorose dentária

2 - A hipomineralização molar-incisivo (HMI) *(Figura 18)* é a hipomineralização de origem sistémica de um a quatro primeiros molares permanentes, frequentemente associada a incisivos afectados. É um defeito qualitativo do esmalte que ocorre quando os ameloblastos são prejudicados nos estágios finais da amelogênese: mineralização ou maturação. Apresenta-se como opacidades de esmalte demarcadas de cor branca, amarela ou castanha, localizadas, principalmente, na face vestibular dos dentes (no meio do terço incisal), com uma clara distinção entre o esmalte afetado e o sadio.[78] Embora a etiologia das lesões não esteja definida, elas têm sido relacionadas com prematuridade, doenças do aparelho digestivo, asma, febre alta frequente, insuficiência renal e dioxinas.

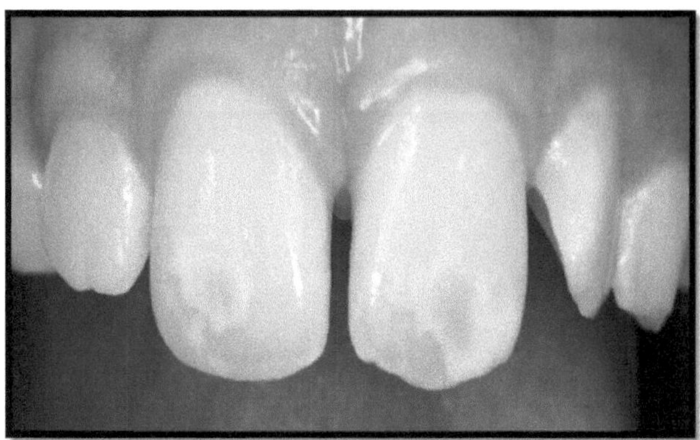

Figura 18: Hipomineralização Molar-Incisor

FLUOROSE DENTÁRIA E CÁRIES INCIPIENTES :

A fluorose dentária ocorre como resultado da exposição ao flúor durante o desenvolvimento dos dentes. A fluorose dentária é visível a olho nu e, ao longo dos anos, tem constituído um problema de classificação. Considera-se que o declínio da prevalência e incidência da cárie dentária nos países desenvolvidos nas últimas duas décadas se deve em grande parte à utilização generalizada de flúor. Simultaneamente, com o declínio da cárie, tem-se registado um aumento da prevalência da fluorose dentária. O aumento verifica-se nas formas ligeiras e muito ligeiras de fluorose e é proporcionalmente maior nas áreas não fluoretadas do que nas áreas fluoretadas. Isto deve-se ao aumento da ingestão média de fluoreto de todas as fontes desde a década de 1940. O aumento da prevalência da fluorose levou a numerosos estudos sobre os factores de risco da fluorose.

Features	*Incipient caries*	*Dental Fluorosis*
Area affected	Smooth surfaces near the cervical margin or contact area at proximal surface	The entire tooth surfaces or near tips of cups /incisal edges
History	Multifactorial(diet,oralhygiene,etc.) Posteruptive etiology	High fluoride level in drinking water or any history of fluoride supplementation
Mechanism	Change in tooth enamel due to loss of the structure in the oral enviroment/demineralization of tooth enamel	Succesive exposure to high concentration of fluoride during the formative stage of tooth development
Lesion	The surface porosity caused by dimeneralization gives a milky white appearance	Show horizontal striated pattern across the tooth. Bilaterally symmetrical
Dimercation	Visible on drying the tooth surface	Diffuse distribution over the suface of varying intensity
Teeth involved	Any tooth may be affected depending on the local attack of acid Both the dentitions are involved	Teeth that calcify slowly (cuspid,bicuspid,second and third molars). The mandibular incisors are least affected .Always on homologous teeth .Extremly rare on decidious teeth.
Detection	Seen under fiberoptic light at an angle to the tooth surface	Often invisible under strong light ;detected by line of sight tangential to tooth crown
Color	Usually pigmented at the time of eruption; often creamy yellow to dark reddish orange	Slightly more opaque than normal enamel ; paper white , incisal edges ,tips of cusps may have frosted appearance No staining at the time of tooth eruption.

Tabela 2: ***Diferença entre cárie incipiente e fluorose dentária***

Gestão

O tratamento de lesões cariosas incipientes tem duas abordagens. A abordagem não invasiva utiliza procedimentos orientados para a prevenção, tais como selantes e materiais contendo flúor.[79] A abordagem invasiva (mecânica) utiliza o conceito tradicional de "perfurar e preencher" para restaurar a lesão cariosa, embora a lesão possa ser revertida ou detida antes de ser cavitada.

1. Abordagem não-invasiva (Minimamente ou Micro-invasiva)

A adoção de abordagens não invasivas na gestão destas lesões pode preservar os tecidos dentários, aumentando assim *a longevidade* do dente[80] *Ekstrand et al. em 2012* enfatizaram no seu estudo o facto de que a decisão sobre a opção correcta para restaurar lesões cariosas de superfície lisa deve basear-se no facto de a lesão ser cavitada ou não. A terapia preventiva para lesões não cavitadas deve ter como objetivo parar e remineralizar a lesão.[81]

Consequentemente, a abordagem não invasiva para gerir a cárie dentária é definida como a prevenção clínica, baseada em provas, e a abordagem relacionada com a causa da cárie dentária, juntamente com a compreensão do processo histopatológico da cárie, bem como o desenvolvimento de tecnologias de diagnóstico e materiais de restauração adesivos e bioactivos.[82]

Dorri e os seus colegas, na sua revisão sistemática Cochrane de 2015, diferenciaram entre abordagens não invasivas e microinvasivas (minimamente invasivas). Estes tratamentos visam controlar o biofilme através de práticas realizadas em casa pelo paciente (por exemplo, escovagem dos dentes, uso de fio dental) ou através de tratamentos aplicados profissionalmente que aumentam a mineralização da lesão cariosa, como o flúor tópico. Em contraste, a abordagem micro-invasiva inclui o condicionamento da superfície dentária com ácidos orgânicos, que eventualmente causarão a perda de poucos micrómetros de esmalte dentário (por exemplo, selantes e infiltração de resina).[79] De acordo com *Santamaria et al. em 2017,* as modalidades de gestão da cárie não invasivas baseadas no controlo do biofilme para o tratamento de dentes decíduos cariados estão a tornar-se comuns, o que proporciona potenciais benefícios para a conservação da estrutura dentária, atrasando ou minimizando a necessidade de procedimentos operatórios.[83]

(i) Fluoreto tópico auto-aplicado (em casa)

Pasta de dentes com flúor: A escovagem com pasta dentífrica com flúor reduz significativamente a prevalência da cárie dentária na dentição decídua e permanente.[84] A dose prescrita de 5000ppm de flúor na pasta de dentes foi recomendada pela ADA para travar lesões de cárie não cavitadas apenas na superfície radicular dos dentes permanentes. No entanto, o uso de um enxaguatório bucal com fluoreto de sódio a 0,2% uma vez por semana foi fortemente recomendado para deter lesões cariosas não cavitadas nas superfícies oclusais dos dentes decíduos e permanentes *[5] *(Figura 19).*

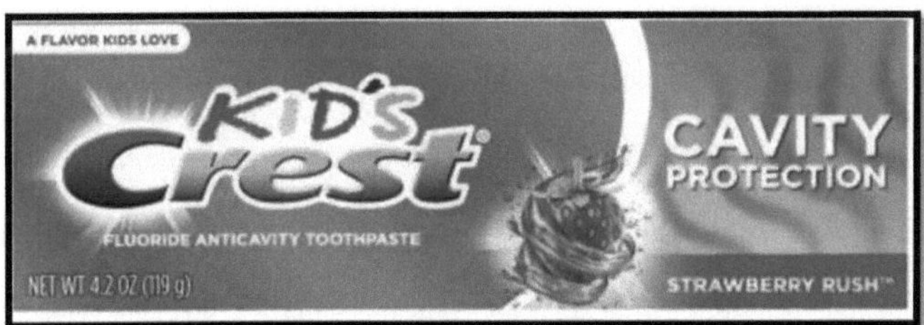

Figura 19: Pasta de dentes com flúor

Enxaguamentos bucais: O composto de flúor mais utilizado nos elixires bucais é o fluoreto de sódio (NaF). Estão disponíveis em duas apresentações: para uso diário, com 230 ppm de flúor, e para uso semanal, com 900 ppm (0,09%). Esta última é indicada para pacientes acima de 11 anos com alto risco de cárie.[85] Tal como acontece com a pasta dentífrica com flúor, os colutórios com flúor estão associados a uma redução considerável da prevalência de cárie nos dentes permanentes *[6] *(Figura 20).*

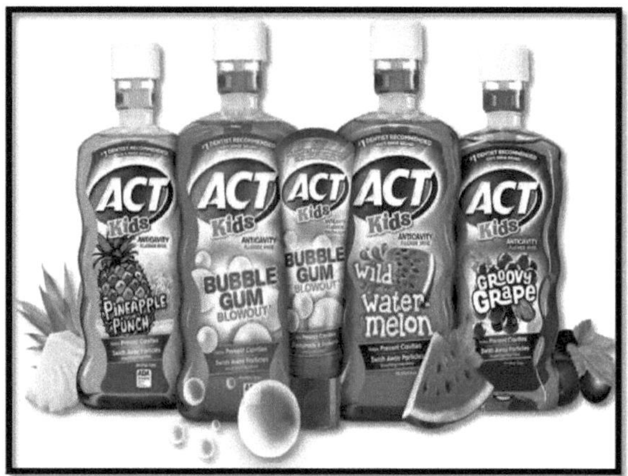

Figura 20: Colutório

Transportador de carbonato de cálcio - SensiStat: A tecnologia SensiStat é composta por bicarbonato de arginina, um complexo de aminoácidos, e partículas de carbonato de cálcio, um abrasivo comum nas pastas dentífricas. O complexo de arginina é responsável pela aderência das partículas de carbonato de cálcio à superfície da dentina ou do esmalte e permite que o carbonato de cálcio se dissolva lentamente e liberte cálcio que fica disponível para remineralizar a superfície do dente.[87]

A tecnologia SensiStat foi desenvolvida pelo Dr. Israel Kleinberg de Nova Iorque. A tecnologia foi inicialmente incorporada na pasta profiláctica dessensibilizante Proclude da Ortek e, mais tarde, na Denclude.[88]

Transportador de xilitol: A utilização de pastilhas elásticas com xilitol aumenta a taxa de fluxo salivar e melhora as propriedades protectoras da saliva. Isto deve-se ao facto de a concentração de bicarbonato e fosfato ser mais elevada na saliva estimulada, e o consequente aumento do pH da placa bacteriana e da capacidade de tamponamento salivar impede a desmineralização da estrutura dentária. Além disso, a maior concentração de iões de cálcio, fosfato e hidroxilo nessa saliva também aumenta a remineralização.[89]

Miake et al. observaram que o xilitol pode induzir a remineralização das camadas mais profundas do esmalte desmineralizado, facilitando o movimento e a acessibilidade do Ca2+[9] \ *Figura 21).*

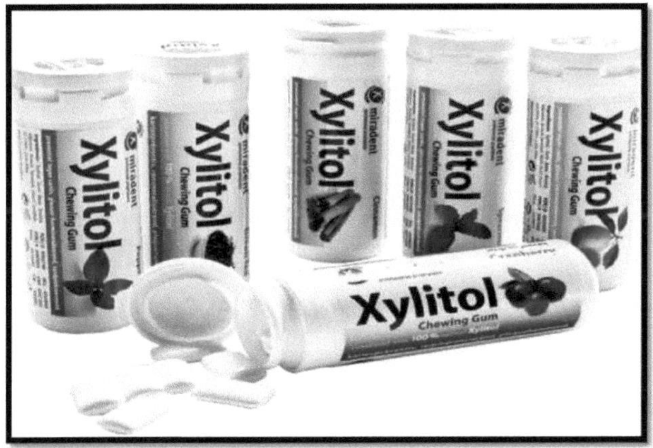

Figura21: Pastilha elástica com xilitol

Fosfato dicálcico di-hidratado: A inclusão de fosfato dicálcico desidratado (DCPD) num dentífrico aumenta os níveis de iões de cálcio livres no fluido da placa bacteriana, e estes permanecem elevados até 12 horas após a escovagem, quando comparados com os dentífricos de sílica convencionais.[91]

O cálcio do DCPD foi incorporado no esmalte e detectado na placa bacteriana 18 horas após o tratamento com um dentífrico DCPD que promove uma melhor remineralização dos dentes em combinação com flúor.[92]

A reação de DCPD e fluoreto formando fluorapatite pode constituir um tratamento potencialmente promissor para a remineralização de lesões de cárie in-vivo[93] *(Figura 22).*

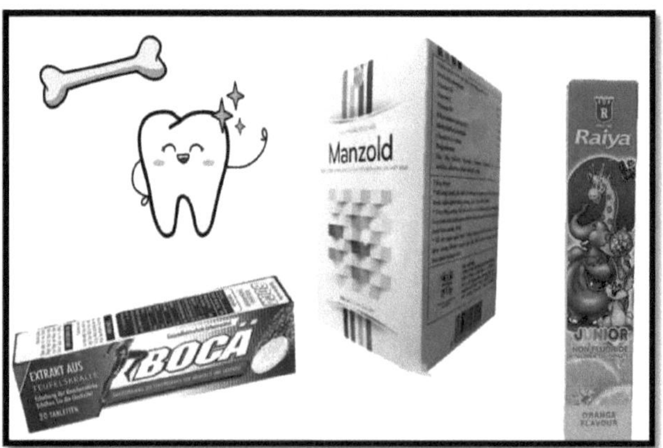

Figura 22: Fosfato dicálcico di-hidratado Dentrifrice

(Ii)Fluoreto tópico aplicado por profissionais

Géis APF: Contêm fluoreto de fosfato acidificado (APF) a uma concentração de

1,23%, o que significa 12.300 ppm de ião fluoreto e pH ácido (3,5).

Antes de aplicar o gel, aconselha-se a limpeza dentária para tirar melhor partido dos seus benefícios. Alguns géis fluoretados tópicos são comercializados com tempos de tratamento recomendados inferiores a quatro minutos. Quanto à frequência de aplicação, esta dependerá do risco do paciente. Num paciente de baixo risco, duas vezes por ano seria suficiente, enquanto que num paciente de alto risco, quatro vezes por ano.

O gel de flúor é indicado principalmente em pacientes com mais de seis anos de idade. Abaixo desta idade, o risco de sofrer efeitos adversos ao engolir acidentalmente o gel, particularmente náuseas e vómitos, supera os potenciais benefícios da utilização deste agente[9] \ *Figura 23)*.

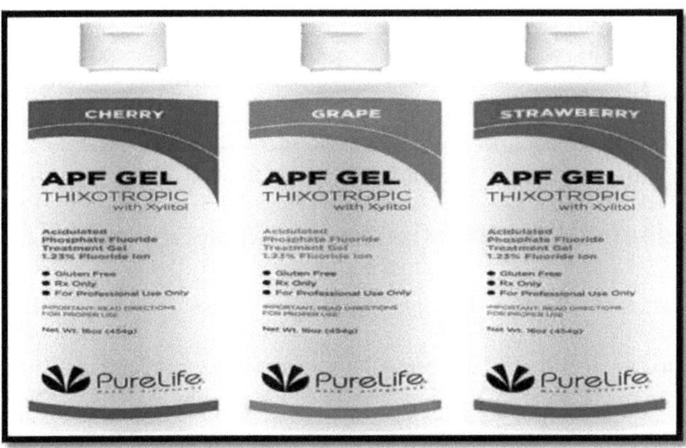

Figura 23: Gel de fluoreto de fosfato acidificado

Verniz com flúor : Atualmente, existem mais de 30 produtos de verniz com flúor no mercado, com diferentes composições e sistemas de administração. O verniz de fluoreto de sódio a 5% (NaFV) e o verniz de fluoreto de sódio a 2,26%

são os mais utilizados.

Devido ao baixo risco de danos em crianças com menos de seis anos, o verniz fluoretado a 2,26% é o único agente fluoretado tópico recomendado para este grupo etário, apesar de outros fluoretos tópicos poderem ser benéficos.[94] A aplicação deve ser efectuada duas vezes por ano na dentição primária e permanente. No entanto, em pacientes com um risco elevado de cárie, o verniz deve ser aplicado de três em três meses **(*Figura 24*).

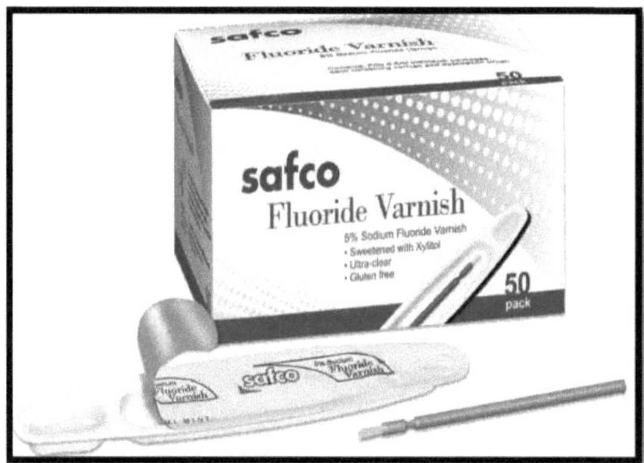

Figura 24: Verniz de flúor

Selante de fossas e fissuras: Os selantes são revestimentos aplicados nas fossas e fissuras, principalmente dos dentes molares, que impedem o crescimento de bactérias que promovem a cárie nas superfícies das fossas e fissuras dos dentes molares *(Figura 25)*.

Em 2002, Simonsen afirmou que "o termo selante de fossas e fissuras é utilizado para descrever um material que é introduzido nas fossas e fissuras oclusais dos dentes susceptíveis de cárie, formando assim uma camada protetora ligada micro-mecanicamente que impede o acesso das bactérias produtoras de cárie à sua fonte de nutrientes". Hyatt, no início de 1923, introduziu as fossas e fissuras e sugeriu uma técnica chamada odontotomia profiláctica, que envolvia um procedimento operatório mínimo de restauração de fissuras sãs com amálgama. A ideia não foi totalmente aceite, o que levou à utilização da extensão de Blacks para a preparação preventiva da cavidade. A odontotomia profilática era feita em dentes são para prevenir cáries, enquanto o princípio de Black era aplicado em dentes com cáries.[95]

Antes do flúor, vários produtos químicos, como o cloreto de zinco e o nitrato de prata amoniacal, foram utilizados na superfície dos dentes, mas não tiveram êxito. Após a introdução do flúor na prática da medicina dentária, começou o desenvolvimento de materiais preventivos especificamente para as superfícies das fossas e fissuras. A revolução veio em 1955 por Buonocore, quando ele desenvolveu a técnica de condicionamento ácido. Os cianoacrilatos foram utilizados como materiais selantes na década de 1960, mas não duraram muito tempo. No final da década de 1960, foi desenvolvido um novo material de sucesso conhecido como Bisfenol A e metacrilato de glicidilo (BIS-GMA) com monómero de metacrilato de metilo. A Associação Dentária Americana (ADA) emitiu uma aceitação inicial para o primeiro material Bis-GMA em 1972 e deu-lhe aceitação total em 1976. Os materiais de selagem Bis-GMA são as resinas e resinas à base de uretano mais utilizadas atualmente e são consideradas uma base para o desenvolvimento de outros produtos. Em 1960, foram desenvolvidos selantes para a proteção das fossas e fissuras das superfícies oclusais e das fossas bucais e linguais contra a cárie dentária, uma vez que impedem o crescimento de bactérias nas fossas e fissuras e, por conseguinte, previnem a cárie dentária. Atualmente, existem dois tipos de selantes disponíveis, os selantes à base de resina, compósitos e os selantes de ionómero de vidro.

Foram desenvolvidas quatro gerações diferentes de selantes de resina com base no mecanismo de polimerização e no conteúdo do material. Os produtos da primeira geração eram activados com luz ultravioleta, os da segunda e terceira gerações eram autopolimerizados e activados com luz visível, respetivamente, e finalmente a quarta geração continha fluoretos. Em 1974, McLean e Wilson apresentaram o selante de ionómero de vidro. Os selantes de ionómero de vidro contêm flúor e previnem as cáries através da libertação de flúor, mas têm uma retenção inadequada. Em 1990, foi desenvolvida uma combinação de compósitos e cimentos de ionómero de vidro conhecida como compómeros. A batalha contra a cárie tem uma longa história, que inclui as inovações preventivas, tais como o bloqueio físico precoce das fissuras com cimentos de fosfato de zinco, a erradicação mecânica das fissuras, a odontotomia profiláctica e o tratamento químico com nitrato de prata.[96]

A técnica de colagem por condicionamento ácido foi uma nova tecnologia na utilização da colagem na prevenção de cáries de fossas e fissuras. Os novos métodos de prevenção da cárie têm-se centrado nas superfícies das fossas e fissuras, uma vez que as superfícies lisas se tornaram menos susceptíveis à cárie com o advento do flúor. A ocorrência desproporcional de cáries nas superfícies de fossas e fissuras continua até à data, sendo estas superfícies responsáveis por aproximadamente 91% da cárie dentária. O elevado risco de cárie de fossas e fissuras em quase todos os molares levou a profissão dentária a considerar os selantes como um procedimento altamente vantajoso.

Os selantes dentários tornaram-se uma parte essencial da medicina dentária restauradora contemporânea. O advento da técnica de condicionamento ácido, a disponibilidade de novos materiais de restauração e uma melhor compreensão do processo de cárie ajudaram os clínicos a fazer melhores recomendações. Os selantes à base de resina são divididos em categorias baseadas na sua polimerização como autopolimerizáveis, que polimerizam por si próprios/sem qualquer fonte de ativação, fotopolimerizáveis, que polimerizam após exposição a uma fonte de luz de um determinado comprimento de onda, e a combinação de ambos. Outra categoria de material é um compósito que incorpora partículas de cimento de ionómero de vidro endurecido na sua massa. Os outros dois tipos de ionómero de vidro são os que têm um líquido polimerizado por luz e os que são modificados com a inclusão de metal. Os cimentos de ionómero de vidro foram desenvolvidos em 1974 por Wilson e Kent e consistem em pó de vidro de alumino-fluorosilicato de cálcio ou estrôncio (base) combinado com polímero solúvel em água (ácido). O termo "cimento de ionómero de vidro" é aplicado a materiais que envolvem uma reação ácido-base como parte da reação de presa. Como os cimentos contêm iões de flúor, são libertadas quantidades significativas destes iões durante esta reação, sem afetar as propriedades físicas do cimento endurecido. Desde o desenvolvimento do material selante na década de 1960, este tem sido amplamente utilizado pelos clínicos.

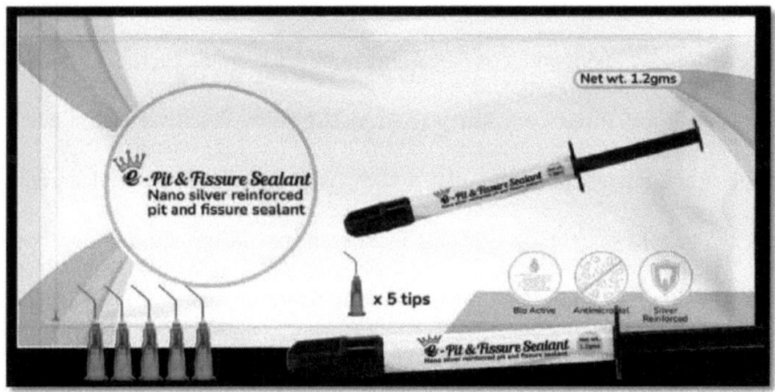

Figura 25: Selante de fossas e fissuras

Fosfopeptídeo de caseína-Fosfato de cálcio amorfo (CPP-ACP) : Complexo de fosfopeptídeos de caseína-fosfato de cálcio amorfo (CPP-ACP) é um acrónimo de CPPs e ACP. As caseínas são uma família heterogénea de proteínas em que predominam as alfa 1 e 2 e as b-caseínas. Os CPP são péptidos fosforilados derivados da caseína, produzidos por digestão tríptica da caseína.

A CPP que contém a sequência de grupos de aminoácidos - Ser (P)-Ser (P)-Ser (P)- Glu-Glu tem a capacidade de se ligar e estabilizar o cálcio e o fosfato em solução, bem como de se ligar à placa dentária e ao esmalte dos dentes. Através dos seus múltiplos resíduos de fosforilo, os CPP ligam-se para formar aglomerados de ACP em solução metaestável, impedindo o seu crescimento até ao tamanho crítico necessário para a nucleação e precipitação. O mecanismo proposto para a anticariogenicidade dos CPP-ACP é que localizam o ACP na placa dentária, o que amortece as actividades do cálcio livre e do ião fosfato, ajudando assim a manter um estado de supersaturação em relação ao esmalte dentário, deprimindo a desmineralização e aumentando a remineralização. Foi demonstrado que os CPP mantêm os iões fluoreto em solução, aumentando assim a eficácia do fluoreto como agente remineralizante.[97,98]

O complexo de fosfopeptídeos de caseína inibe a adesão de bactérias orais a esferas de hidroxiapatite revestidas com saliva (S-HA). Ao inibir seletivamente a adesão dos estreptococos aos dentes, pode modular a composição microbiana da placa dentária e favorecer o estabelecimento de espécies menos cariogénicas, como as actinomicetos orais. Isto também pode controlar a formação de ácido (tamponamento) na placa dentária, reduzindo, por sua vez, a dissolução de HAP do esmalte dentário.[99,100]

Pode ser incorporado na película em troca de albumina e, assim, inibe a aderência de Streptrococcus mutans e Streptococcus sobrinus, causando tanto a neutralização como o aumento da remineralização.[101]

A tecnologia Recaldent foi desenvolvida pelo Prof. Eric Reynolds da Universidade de Melbourne. O CPP-ACP tem a marca registada Recaldent e foi lançado em gomas de mascar e produtos de confeitaria sem açúcar. Mais recentemente, foi disponibilizado aos profissionais de medicina dentária um creme à base de água, sem açúcar, contendo RECALDENT™ (CPP-ACP) (GC Tooth MousseZProspec MI Paste).[102]

Azarpazhooh e Limeback concluíram que a eficácia a longo prazo do CPP-ACP na prevenção de cáries in vivo é desconhecida devido à falta de provas de ensaios clínicos.[103]

Cálcio-fosfosilicato de sódio (vidro bioativo): Quando o vidro bioativo entra em contacto com a saliva, liberta rapidamente iões de sódio, cálcio e fósforo na saliva, que ficam disponíveis para a remineralização da superfície do dente. Os iões libertados formam diretamente a apatite hidroxicarbonatada (HCA). Também se fixam à superfície do dente e continuam a libertar iões e a remineralizar a superfície do dente após a aplicação inicial. Foi demonstrado que estas partículas libertam iões e se transformam em HCA durante até 2 semanas. Por fim, estas partículas transformar-se-ão completamente em HCA.[104]

Novamin adere à superfície da dentina exposta e forma uma camada mineralizada que é mecanicamente forte e resistente ao ácido. Há uma libertação contínua de cálcio ao longo do tempo, o que mantém os efeitos protectores na dentina.[105]

A tecnologia NovaMin foi desenvolvida pelo Dr. Len Litkowski e pelo Dr. Gary Hack. Atualmente, os produtos disponíveis no mercado são NovaMin: SootheRx, DenShield, NuCare-Root Conditioner com NovaMin, NuCareProphylaxis Paste com NovaMin e Oravive.[106,107]

Nano-hidroxiapatite: Foi efectuado um estudo para determinar o efeito das concentrações de nano-HAP nas lesões iniciais do esmalte sob condições dinâmicas de ciclo de pH. Concluiu-se que a nano-HAP tinha o potencial de remineralizar lesões iniciais do esmalte. Uma concentração de 10% de nano-HAP pode ser óptima para a remineralização de cáries iniciais do esmalte.

Infiltração de Resina: O Conceito de Infiltração (ICON®) *(Figura 25)* é um produto de resina relativamente novo, desenvolvido na Alemanha e utilizado no tratamento de lesões incipientes.[109] Melhora a retenção e previne a cárie em superfícies lisas, mas não em superfícies de fossas e fissuras.[110]

A infiltração de resina é um método micro-invasivo que preenche os poros da lesão incipiente através da ação capilar,[111] que bloqueia a difusão da bactéria criando barreiras e impedindo o desenvolvimento da lesão, restaurando o dente sem anestesia e sem perfuração para preservar a anatomia natural da forma do dente.[112]

O ICON® infiltra-se na lesão, torna as bactérias inactivas e previne a progressão da cárie em comparação com o selante que funciona apenas como barreira mecânica entre a estrutura do dente e o ambiente oral.[113]

ICON® está disponível no mercado como dois produtos, de acordo com a sua utilização. O primeiro é conhecido como ICON® cárie infiltrante-aproximal e é utilizado em lesões precoces de cárie interproximal. O segundo é conhecido como ICON® cárie infiltrada-vestibular e é utilizado após a remoção dos aparelhos ortodônticos.[114] Uma única embalagem de ICON® consiste num infiltrado que é composto por tetraetilenoglicol di-metacrilato, aditivos e iniciador, um condicionador ácido para condicionar a superfície do esmalte feito de ácido clorídrico a 15% e etanol. ICON® funciona com base no princípio do fenómeno de dispersão da luz. O esmalte sólido tem um índice de refração de 1,62. As porosidades de uma lesão cariosa de mancha branca são normalmente preenchidas por um meio aquoso ou ar, que têm índices de refração de 1,33 e 1, respetivamente. A aparência esbranquiçada da lesão deve-se à diferença no índice de refração entre os cristais de esmalte e o meio no seu interior, causando a dispersão da luz. As microporosidades no corpo da lesão são infiltradas com o material de resina que tem um índice de refração de 1,46, tornando assim as diferenças entre o esmalte e as porosidades insignificantes, de modo a que a lesão pareça semelhante ao esmalte circundante.[115]

Depois de o material de infiltração ICON® ter sido desenvolvido, muitos estudos in vitro investigaram a eficácia do RI na penetração e infiltração das lesões de cárie artificiais. Descobriram que os dentes tratados com RI eram mais resistentes à progressão da cárie e tinham um bom prognóstico em comparação com os dentes não tratados.[116]

Um estudo in vitro realizado por Paris et al.[117] avaliou o coeficiente de penetração de quatro materiais resinosos experimentais, para avaliar o efeito da composição do infiltrado e do coeficiente de penetração (PC cm/seg) na inibição da progressão de lesões de cárie proximais. Verificaram que as quatro resinas experimentais têm diferentes coeficientes de penetração e que não há diferença significativa na perda mineral entre os quatro tipos.

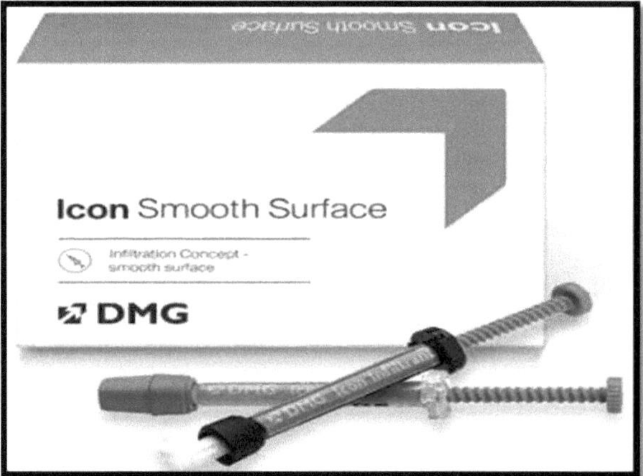

Figura 26: Infiltração de resina (ICON *)

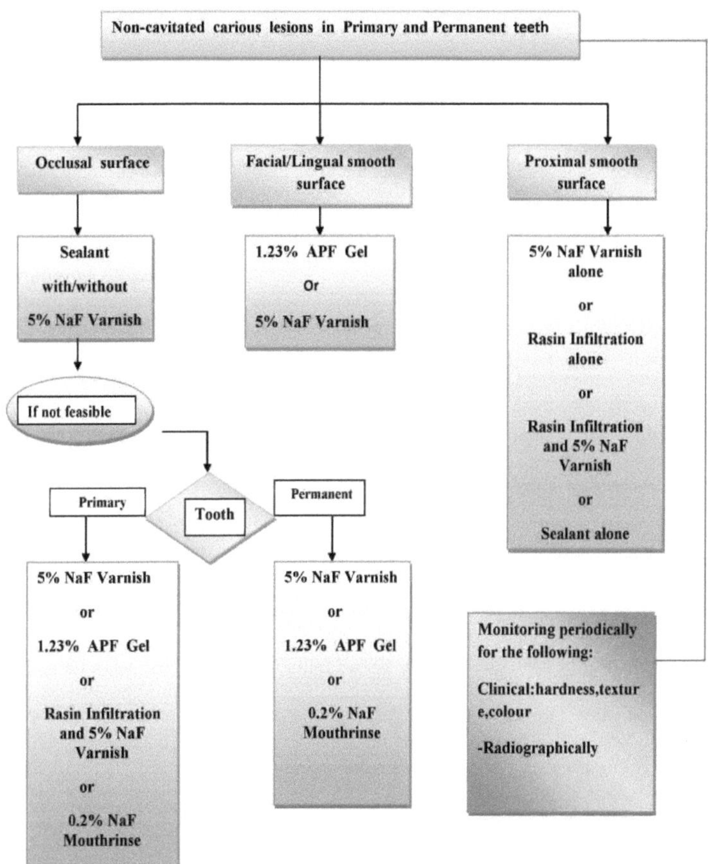

Figura 27: Percurso clínico para o tratamento não restaurador de dentes cariados não cavitados. Baseado em Slayton et al.2018 . Abreviaturas: NaF: Verniz de Fluoreto de Sódio, APF: Fluoreto de Fosfato Acidulado.[117]

2. abordagem invasiva (mecânica)

No início, as cáries eram diagnosticadas através de métodos visuais, tácteis e radiográficos, que demonstraram uma especificidade moderada mas uma sensibilidade baixa.[118] A abordagem mecânica, utilizando procedimentos de "perfuração e preenchimento" com um instrumento de corte rotativo de alta velocidade para tratar a cárie, tem sido utilizada há décadas na medicina dentária. Além disso, os dentistas têm sido guiados durante mais de um século pelo conceito de extensão para prevenção, que foi introduzido por G. V.[119] Black. Além disso, o uso de um instrumento cortante para detetar lesões cariosas leva à quebra da superfície do esmalte e inicia a cavitação do dente, que não é um estágio reversível.[120] A maioria dos médicos dentistas opta normalmente por restaurar as lesões que parecem ultrapassar a junção dentino-esmalte na radiografia, no entanto, a maioria destas lesões pode ser tratada com terapia preventiva, uma vez que ainda não estão cavitadas. Os dentes restaurados são mais vulneráveis a cáries recorrentes, o que irá diminuir a sua longevidade, pelo que a abordagem cirúrgica pode levar à remoção desnecessária de estruturas dentárias e, eventualmente, levar a um tratamento mais extenso, como a terapia de canal.

Ao considerar as modalidades não-invasivas ou micro-invasivas, vale a pena sublinhar que haverá casos em que a abordagem invasiva é necessária para travar a progressão da cárie. O estado de risco de cárie dos pacientes, bem como as finanças, o transporte, o comportamento e a adesão dos pacientes são factores determinantes da abordagem preferível.[119]

Revisão relevante

Y Haikal et. al, em 1983, realizaram *um estudo de microscopia eletrónica de varrimento (SEM) da camada superficial do esmalte de lesões naturais humanas de manchas brancas e castanhas em dentes decíduos e permanentes. Não foram observadas diferenças ultra-estruturais entre as lesões brancas e marrons, e as manchas marrons foram clareadas após tratamento com hipoclorito de sódio. As observações das superfícies não ácidas das lesões cariosas revelaram (1) áreas de esmalte aparentemente intacto, (2) buracos focais, (3) um padrão prismático de destruição e (4) um tipo irregular de destruição. As observações SEM de secções de cáries incipientes não cavitadas em profundidade mostraram bainhas prismáticas alargadas na camada de superfície intacta, que são caminhos definidos da superfície do esmalte para o corpo da lesão.*[121]

Em 1992, WENZEL et al. *documentaram um estudo. O objetivo deste estudo in vitro foi avaliar em laboratório a exatidão da inspeção visual, da transiluminação por fibra ótica, da radiografia convencional e das modalidades de melhoria de imagem recentemente desenvolvidas em radiografias digitalizadas para a deteção de lesões de cárie oclusal em dentes extraídos não cavitados. Oitenta e um terceiros molares extraídos de homens de 18-20 anos de idade foram avaliados por quatro observadores numa escala de confiança de cinco níveis pelos cinco métodos. As secções do solo (500-600 pm) serviram como validação para o verdadeiro estado da doença: 1 = sem cárie na dentina, 2 = cárie logo após a junção dentino-esmalte, ou 3 = cárie dentinária profunda, a meio caminho ou mais da polpa. A análise ROC foi efectuada com base nos dados da escala de classificação de confiança em dois limiares de diagnóstico, T1 = cárie na dentina (estado de doença 2+3) e T2 = cárie profunda na dentina (estado 3). No nível T1, o uso* *do método FOTI deu, em média, o diagnóstico mais exato, seguido de perto pelo VI, ambos com melhor desempenho do que o uso da radiografia. Os resultados destes estudos indicam que os métodos de imagem, a radiografia ou a transiluminação por fibra ótica podem auxiliar o diagnóstico na deteção de cáries oclusais.*[122]

Y. Miake et al. em 2003 realizaram *um estudo para determinar os efeitos do xilitol na remineralização do esmalte artificialmente desmineralizado. As amostras foram desmineralizadas e depois imersas numa solução remineralizante com ou sem 20% de xilitol a 37°C durante 2 semanas. As amostras foram observadas utilizando microradiografia de contacto, um processador de imagem multiusos (MIP) e um microscópio eletrónico de alta resolução (HRTEM). As amostras imersas numa solução de xilitol demonstraram menos mineralização nos 10 micrómetros exteriores das camadas superficiais mais exteriores, mas mais mineralização nas camadas intermédias e profundas do que a observada nas amostras sem xilitol. A avaliação do MIP indicou que a remineralização era mais proeminente em camadas a profundidades de 50-60 micrómetros nas amostras de xilitol do que nas amostras sem xilitol. A observação das amostras de xilitol por HRTEM revelou cristais de vários tamanhos e formas irregulares com ângulos de cristal pouco claros nas camadas superficiais mais externas. Nas camadas intermédias, tinham engrossado e os ângulos dos cristais eram claros. Estes resultados indicam que o xilitol pode induzir a remineralização das camadas mais profundas do esmalte desmineralizado, facilitando o movimento e a acessibilidade do Ca2+.*[123]

S B Huanget et **alin** ***2009 realizaram*** *um estudo in vivo com o objetivo de determinar o efeito das concentrações de nano-hidroxiapatite na remineralização da lesão inicial do esmalte em condições dinâmicas de ciclo de pH. As lesões iniciais do esmalte foram* *preparadas em esmalte bovino com um tampão ácido. NaF (controlo positivo), água desionizada (controlo negativo) e quatro concentrações diferentes de nano-hidroxiapatite (1%, 5%, 10% e 15%wt%) foram seleccionadas como agentes de tratamento. Foram efectuadas medições da microdureza superficial (SMH) antes/depois da desmineralização e após 3, 6, 9 e 12 dias de aplicação, e foi calculada a percentagem de recuperação da microdureza superficial (%SMHR). Os espécimes foram depois examinados por um microscópio eletrónico de varrimento. A análise SEM mostrou que as partículas de nano-hidroxiapatite foram regularmente depositadas na estrutura celular da superfície desmineralizada do esmalte, que parecia formar novas camadas superficiais. Concluiu-se que a nano-hidroxiapatite tinha o potencial de remineralizar lesões iniciais de esmalte.*[124]

***Hosan A. et al. em 2011** ilustra um novo método de tratamento e avalia o efeito do uso frequente de palitos de mastigação fluoretados (miswaks) na remineralização de lesões de manchas brancas (WSLs) diagnosticadas na descolagem. Trinta e sete pacientes ortodônticos (idade média, 17,2 anos), com um mínimo de 4 WSLS nas superfícies vestibulares dos incisivos superiores, caninos, pré-molares e primeiros molares após a terapia ortodôntica, foram incluídos num estudo duplo-cego, randomizado e longitudinal com duração de 6 semanas. Os indivíduos foram divididos em 2 grupos, utilizando máscaras fluoretadas impregnadas com fluoreto de sódio a 0,5% (grupo teste, n = 19) e máscaras não fluoretadas (grupo controlo, n = 18). Utilizou-se uma moldeira bucal feita à medida, cobrindo metade da dentição maxilar, durante a escovagem com os miswaks 5 vezes por dia. Os WSLs foram pontuados usando uma caneta DIAGNOdent (KaVo, Biberach, Alemanha) e com o índice do Sistema Internacional de Deteção e Avaliação de Cáries (ICDAS II), na linha de base e 2, 4 e 6 semanas após a descolagem. Os* *resultados mostraram que tanto as leituras DIAGNOdent como o índice ICDAS II das WSLs diminuíram no grupo de teste no lado descoberto da dentição, mas não no lado coberto durante o ensaio de 6 semanas (P<0,0001). A caneta DIAGNOdent pode ser uma ferramenta útil para diagnosticar e monitorizar as alterações das WSLs durante um período de tempo relativamente curto.*[125]

N Agarwal et al., em 2011, realizaram *um estudo para avaliar a viabilidade do gel APF como agente preventivo de cáries num grupo de alto risco de crianças em idade escolar na cidade de Bangalore. O estudo foi realizado em duas escolas, seleccionadas aleatoriamente a partir de uma lista de escolas que atendem a crianças desfavorecidas. Estas escolas foram distribuídas aleatoriamente pelos grupos experimental e de controlo. As crianças com idades compreendidas entre os 9 e os 16 anos que apresentavam três ou mais lesões de cárie primárias ou secundárias incipientes ou cavitadas foram incluídas no estudo. No grupo experimental*

No grupo de intervenção, foi aplicado gel APF e foi dada educação para a saúde oral a ambos os grupos no início e aos 6 meses. Foi realizado um exame de seguimento aos 6 e 12 meses e o estado da cárie foi registado por um investigador que desconhecia a atribuição da intervenção. Não houve diferença estatisticamente significativa nos valores de DMFT e DMFS, mas foi observada uma diferença significativa nas lesões de cárie incipientes entre os grupos experimental e de controlo aos 6 e 12 meses. Os resultados mostram que a aplicação bianual do gel APF é uma medida preventiva eficaz na reversão de lesões cariosas incipientes.[126]

Paris P. et al., em 2013, *realizaram um estudo in-vitro para avaliar a capacidade de uma resina infiltrante comercial e cinco resinas infiltrantes experimentais (infiltrantes)* *para camuflar lesões de manchas brancas no esmalte imediatamente após a infiltração da resina e após um período de coloração. Em cada uma das 120 amostras de esmalte bovino, foram criadas duas lesões de cárie artificiais (janelas A e C; pH=4,95, 50 dias), enquanto que duas janelas foram protegidas, servindo como controlos sólidos (B e D). Após o condicionamento ácido das janelas C e D (ácido fosfórico a 37%), os espécimes foram distribuídos aleatoriamente por 6 grupos. Foi aplicado um dos 5 infiltrantes experimentais ou um infiltrante comercial (Icon, DMG) (índices de refração 1,50-1,55) e fotopolimerizado. Os resultados mostraram que todos os infiltrantes apresentaram uma correspondência de cor significativamente melhor com o esmalte sólido. A coloração foi significativamente reduzida nas lesões infiltradas polidas em comparação com as lesões não tratadas ou infiltradas não polidas (p<0,001). Concluíram que a infiltração de resina é adequada para mascarar lesões de manchas brancas artificiais. As lesões infiltradas polidas são resistentes ao manchamento in vitro.*[127]

Gustavo M.S. Oliveira et al. em 2014compararam *o efeito de remineralização em lesões de mancha branca do creme de fosfopeptídeo de caseína-fosfato de cálcio amorfo, ou CPP-ACP (MI Paste™),dentifrício com NaF a 1,1% contendo 5000 ppm de fluoreto (ControlRXTM), ou creme de CPP- ACP com 900 ppm de fluoreto (MI Paste PlusTM) com o de um controle em um estudo in vitro. Os espécimes foram distribuídos aleatoriamente por quatro tratamentos (n = 35) com um modelo de ciclo de pH durante 30 dias: Controlo (sem tratamento); MI Paste (10% CPP-ACP crème);*

F5000 (dentífrico com 1,1% de NaF); ou MI Paste Plus (10% CPP-ACP mais 900 ppm de creme de flúor). Os produtos foram aplicados seguindo as instruções dos fabricantes. Os resultados mostraram que o padrão de remineralização do grupo F5000 foi único, com uma remineralização inicial acentuada durante os primeiros 10 dias e poucas alterações subsequentes. Com base na área média da lesão, o F5000 demonstrou maior remineralização do que os grupos Controlo, MI Paste e MI Paste Plus. Com base na perda média de fluorescência, o grupo F5000 mostrou uma melhor remineralização em relação ao MI Paste Plus, mas não diferiu estatisticamente do Controlo ao fim de 30 dias. Concluíram que o dentífrico NaF a 1,1% demonstrou uma capacidade de remineralização globalmente superior à do creme CPP-ACP a 10%. No entanto, o dentífrico NaF a 1,1% foi apenas tão eficaz como o Controlo na redução da perda de fluorescência.[128]

Talwar M et al. em 2014 *investigaram a relação entre a cárie dentária e a concentração de flúor na saliva inteira não estimulada de não utilizadores de flúor. Noventa indivíduos, com idades entre 7 e 15 anos, que não eram usuários de flúor, participaram do estudo. O resultado mostra que a concentração de flúor salivar (média ± SE) na saliva (n = 90) foi de 0,03 ± 0,03 ppm com uma faixa de 0,01 a 0,24ppm. O CPO-D ± SE foi de 3,26 ± 0,27 e o CPMF de 4,30 ± 0,42. A correlação da concentração de flúor na saliva foi inversa e significativa com o CPOD (p < 0,01) e com o CPSD (p < 0,01), utilizando o coeficiente de correlação de Spearman.A concentração salivar de flúor (média ± EP) na saliva (n = 90) foi de 0,03 ± 0,03 ppm, com uma variação de 0,01 a 0,24ppm. A DMFT± SE foi de 3,26 ± 0,27 e aDMFS de 4,30 ± 0,42. A correlação da concentração de flúor na saliva foi inversa e significativa com o CPOD (p < 0,01) e o CPSD (p < 0,01) usando o coeficiente de correlação de Spearman. Concluíram que a concentração de flúor na saliva pode ser uma indicação do risco de cárie do indivíduo e ajudar a isolar os indivíduos de alto risco que necessitam de estratégias preventivas especiais na cadeira.*[130]

Vyavhare S et al. em 2015 realizaram *um estudo in-vitro com o objetivo de avaliar se a* *nano-hidroxiapatite e a CPP-ACP podem ser utilizadas como alternativa ao flúor para remineralização de lesões cariosas precoces. Lesões cariosas artificiais iniciais foram preparadas em esmalte com solução desmineralizadora. Os materiais de tratamento utilizados como agentes remineralizadores foram a Nano-hidroxiapatite (10%), CPP - ACP (10%), NaF (1000 ppm) e água desionizada (controlo negativo). Foram efectuadas medições da microdureza superficial (SMH) antes/depois da desmineralização e após 3, 6, 9 e 12 dias de ciclo de pH e foi calculada a percentagem de recuperação da microdureza superficial (%SMHR). Os espécimes foram depois examinados por microscópio eletrónico de varrimento. Os resultados mostram que a percentagem de recuperação da microdureza superficial da nano-hidroxiapatite e do flúor foi significativamente superior à do CPP - ACP e do controlo negativo. Concluiu-se que a nano-hidroxiapatite e o flúor têm o potencial de remineralizar lesões iniciais do esmalte. O CPP - ACP pode ser usado como um complemento eficaz à terapia com flúor, mas não pode ser usado como uma alternativa ao flúor.*[130]

Borges AB et al.em 2016 *realizaram um estudo não randomizado (NR) comparativo e ensaios clínicos randomizados (RCT) para determinar se a infiltração de resina é um tratamento eficaz para melhorar a aparência estética da descoloração dentária resultante de defeitos de desenvolvimento do esmalte (EDD) e lesões de manchas brancas (WSL). O estudo clínico em pacientes com descoloração dentária esbranquiçada, nos quais foi aplicada a técnica de infiltração de resina, foi incluído. Relativamente ao resultado final, embora tenha sido observada uma grande diversidade clínica e metodológica, obteve-se um mascaramento parcial ou total da cor com a técnica de infiltração de resina, com algumas diferenças nos resultados numéricos. Quando comparados com a situação clínica inicial (estudos não randomizados), todos os estudos* *relataram diferenças significativas antes e depois do tratamento. Concluíram que a técnica de infiltração de resina parece ser uma opção viável para o mascaramento da cor de descolorações esbranquiçadas do esmalte, resultantes tanto de lesões de manchas brancas como de defeitos de desenvolvimento do esmalte.*[131]

M Diniz et al. em 2021 realizaram *um estudo com o objetivo de avaliar in situ a inibição da progressão da lesão de cárie incipiente utilizando diferentes protocolos de tratamento e avaliar a eficácia dos métodos baseados na fluorescência (DIAGNOdent, caneta DIAGNOdent e câmara de fluorescência VistaProof [FC]) na monitorização deste processo. A investigação foi conduzida em quatro fases: (1) na linha de base, (2) após um primeiro desafio cariogénico, (3) após modalidades de tratamento e (4) após um segundo desafio cariogénico. Dezasseis voluntários usaram aparelhos intra-orais palatinos de acrílico, cada um contendo seis blocos de esmalte (n=96). O desafio cariogênico foi realizado com uma solução de sacarose a 20% durante 14 dias. Os aparelhos foram removidos oito vezes ao dia e, após a remoção, duas gotas da solução foram colocadas em cada bloco de esmalte. Os blocos de esmalte foram distribuídos aleatoriamente em três grupos de tratamento: verniz fluoretado ([FV] Duraphat; n=32), infiltrante de resina ([RI] Icon; n=32) e sistema adesivo ([AS] Scotchbond; n=32). No final de cada fase, a microdureza da superfície (SMH) foi medida, e dois examinadores treinados avaliaram os espécimes utilizando métodos baseados em fluorescência. Concluíram que todos os tratamentos foram eficazes na inibição da progressão in situ de lesões incipientes, embora em diferentes graus, com pequenas alterações de perda mineral observadas para o AS e FV. Além disso, todos os métodos baseados na fluorescência testados, exceto o que utiliza o dispositivo FC, foram eficazes na monitorização da progressão da lesão de cárie.*[132]

Thakur et al., em 2022, *realizaram um estudo in-vivo para estabelecer a eficácia do flúor gel e do verniz fluoretado na prevenção do desenvolvimento de lesões de manchas brancas (LMBs) durante o tratamento ortodôntico fixo. As intervenções, ou seja, flúor gel tópico e verniz fluoretado tópico, foram atribuídas no momento da colagem às metades direita ou esquerda da dentição. Em todos os indivíduos, foi efectuada uma avaliação repetida da desmineralização nas superfícies faciais dos dentes de amostra em cada quadrante. A avaliação por fluorescência a laser e por observação visual direta sob ampliação foi realizada no momento da colagem (T0), 3 meses (T1) e 6 meses (T2). A distribuição da pontuação média DIAGNOdent em T1 (3,14 ± 1,00 vs. 2,81 ± 0,852) e T2 (4,17 ± 1,41 vs. 3,51 ± 1,13) foi observada, sendo significativamente mais elevada no grupo Gel em comparação com o grupo Verniz. No grupo Gel, a distribuição da pontuação média do DIAGNOdent em T1 (3,14 ± 1,00) e T2 (4,17 ± 1,41) é significativamente mais elevada em comparação com a pontuação média do DIAGNOdent na linha de base T0 (2,07 ± 0,66). No grupo do verniz, a distribuição da pontuação média do DIAGNOdent em T1 (2,81 ± 0,852) e T2 (3,51 ± 1,13) é significativamente mais elevada em comparação com a pontuação média do DIAGNOdent em T0 (2,07 ± 0,66). As pontuações visuais também se correlacionaram com as pontuações DIAGNOdent. Assim, o verniz de flúor é mais eficaz do que o gel de flúor na redução da desmineralização do esmalte. A aplicação inicial de verniz fluoretado à volta do bracket ortodôntico na consulta de colagem pode oferecer uma proteção significativa contra as LMEs.*[133]

Significado clínico

A progressão da lesão de cárie é um processo dinâmico que se caracteriza por períodos alternados de dissolução e redeposição de minerais nos tecidos duros dentários. Quando o resultado destes processos é uma perda líquida de minerais, desenvolve-se uma lesão de cárie. No entanto, quando a redeposição do conteúdo mineral predomina, o resultado pode ser a remineralização. A revisão da literatura sugere que a cárie pode ser travada na fase inicial do seu desenvolvimento se forem mantidas condições orais sem placa bacteriana. Por isso, é importante identificar os primeiros sinais da doença. As fases iniciais não apresentam frequentemente sintomas e a cárie incipiente pode progredir para a porção de dentina mole do dente ou tornar-se inativa através da remineralização. A identificação precoce dos indivíduos com elevado risco de cárie é importante para que estes recebam estratégias de gestão preventiva precoce sob a forma de regimes de cuidados domiciliários adequados e intervenções no consultório.

Métodos de prevenção futuros

1. terapia de substituição

Entre os microrganismos orais indígenas encontram-se as bactérias que têm um potencial patogénico significativo para o hospedeiro. As bactérias promotoras de cáries incluem o S. mutans e os lactobacilos. Embora S. mutans tenha uma afinidade para se fixar nas superfícies dentárias, Lactobacillus casei e Lactobacillus fermenti têm uma baixa afinidade para as superfícies orais, sugerindo que a sua associação com lesões cariosas pode estar relacionada com a aderência mecânica.[134] Os cientistas têm investigado vários mecanismos para intervir nestas interacções bacterianas. A ingestão de bactérias probióticas, particularmente lactobacilos,[135] é comummente praticada para promover uma microflora intestinal equilibrada. Com o aumento da resistência bacteriana aos agentes antimicrobianos, aumentou também a investigação sobre a colonização dos tecidos humanos com estirpes específicas capazes de competir contra agentes patogénicos bacterianos conhecidos. Os progressos recentes são particularmente evidentes na aplicação de um Streptococcus mutans virulento para controlar a cárie dentária, de estreptococos alfa hemolíticos para reduzir as recorrências de otite média e de Streptococcus salivarius para prevenir a faringite estreptocócica.[136]

A terapia de substituição envolve a utilização de uma estirpe efectora inofensiva que é permanentemente colonizada na microflora do hospedeiro. Esta estirpe efectora foi concebida para impedir a colonização ou o crescimento de um determinado agente patogénico.

Muitos relatórios descreveram interacções bacterianas positivas e negativas em que um microrganismo indígena específico promove ou bloqueia a presença de um agente patogénico. Para prevenir uma infeção utilizando a terapia de substituição (**recentemente referida como terapia probiótica**), é utilizada uma estirpe efectora natural ou geneticamente modificada para colonizar intencionalmente os locais nos tecidos susceptíveis do hospedeiro que são normalmente colonizados por um agente patogénico. Se a estirpe efectora estiver melhor adaptada do que o agente patogénico, a colonização ou o crescimento do agente patogénico será impedido através do bloqueio dos locais de fixação, competindo por nutrientes essenciais ou através de outros mecanismos. Enquanto a estirpe efectora persistir como residente da flora indígena, o hospedeiro está potencialmente protegido por um período de tempo ilimitado.

2. *Estreptococos produtores de álcalis geneticamente modificados*

O pH do fluido da placa bacteriana é um fator ambiental fundamental que afecta a fisiologia, a ecologia e a patogenicidade dos biofilmes orais que colonizam os tecidos duros da boca humana. Tem sido dada muita atenção ao controlo dos ácidos orgânicos produzidos através do metabolismo dos hidratos de carbono pelas bactérias orais patogénicas. As bactérias orais podem ser geneticamente modificadas para produzir ambientes alcalinos, o que pode ser benéfico para prevenir ou travar o processo de cárie. Evidências recentes sugerem que a produção de álcalis pode desempenhar um papel importante na homeostase do pH nos biofilmes orais e pode moderar o início e a progressão da cárie dentária.

Numa breve revisão, *Burne e Marquis*[137] descreveram um processo de geração de álcalis resultante da amónia produzida a partir da arginina e da ureia. Este processo está associado a uma estirpe de estreptococos geneticamente alterada que interage com componentes da placa dentária. Ainda não existem dados disponíveis de ensaios clínicos randomizados e controlados para apoiar a aplicação desta potencial terapia.

3. *Vacina contra a cárie*

Esta secção descreve os métodos através dos quais as defesas da mucosa do hospedeiro podem ser induzidas por imunização para interferir com a colonização de estreptococos mutans. As vacinas anti-cárie funcionam com base no princípio de reduzir a população das bactérias indígenas que estão associadas ao processo da doença cárie. O processo de desenvolvimento da vacina em duas etapas envolve a identificação de antigénios específicos de estreptococos mutans contra os quais podem ser induzidas respostas imunitárias protectoras, e a aplicação de um método de tratamento de imunização que irá manter níveis adequados de anticorpos salivares. Os principais antigénios incluem proteínas de superfície estreptocócicas que controlam a fixação às superfícies dentárias e glucosiltransferases que produzem glucanos adesivos a partir da sacarose.[138] A aplicação oral de anticorpos específicos contra antigénios seleccionados de estreptococos mutans (imunização passiva) produziu resultados promissores.

A viabilidade da imunização de animais experimentais com antigénios proteicos obtidos de Streptococcus mutans contra a colonização oral por estreptococos mutans foi demonstrada em vários estudos. A imunização é induzida por anticorpos IgA que podem inibir os mecanismos de acumulação estreptocócica nas superfícies dentárias, dependendo da escolha do antigénio da vacina. A imunização das mucosas foi concebida para induzir níveis elevados de anticorpos salivares que podem ser mantidos durante períodos prolongados e para assegurar a chamada "memória imunitária".[139] Estudos em humanos demonstraram que os anticorpos salivares passivamente aplicados a estreptococos mutans podem suprimir a recolonização por estreptococos mutans. No entanto, a validação da eficácia da vacina dependerá do desempenho das vacinas candidatas em ensaios clínicos.[139,140]

Alguns métodos de administração de antigénios de vacinas nas mucosas resultaram na inibição da cárie dentária associada à infeção por S. mutans. Embora a administração passiva de anticorpos a antigénios de virulência de S. mutans tenha demonstrado alguma promessa, os benefícios de proteção contra a cárie da imunização ativa utilizando vacinas contra a cárie têm de ser comprovados em ensaios clínicos pediátricos.[141]

Para que uma vacina contra a cárie seja aceite pela profissão dentária, é necessário responder a muitas perguntas. Uma das questões mais importantes é: qual será o efeito a longo prazo da alteração da microflora oral indígena? Além disso, o nível mais elevado de atividade de cárie da infeção causada pelo agente patogénico, Streptococcus mutans, pode ser inactivado imunologicamente? Que vias de entrada de S. mutans no biofilme dentário podem ser controladas por imunização? Pode uma resposta imunitária ser induzida por factores de virulência associados ao S. mutans? Quão seguras são as vacinas contra a cárie em relação a outros regimes de prevenção da cárie? Será que a profissão vai adotar a vacinação como um mecanismo de prevenção da cárie, dada a grande redução da prevalência da cárie nas últimas décadas?

Existem provas consideráveis que confirmam que o Streptococcus mutans é o principal microrganismo indutor de cáries e um antigénio proteico da superfície celular, e que as glucosiltransferases e as proteínas de ligação ao glucano são os principais factores de colonização.[142-146] Acredita-se que a indução mucosa de anticorpos IgA salivares contra as glucosiltransferases inibe a fixação e a acumulação de S. mutans nos tecidos duros. Uma vacina em spray nasal produz uma melhor resposta de IgA na mucosa em comparação com a administração oral e tonsilar. Os ensaios em humanos devem centrar-se inicialmente em ensaios de Fase I em pré-adolescentes e, mais tarde, em ensaios de Fase I, II e III em bebés antes da erupção dentária.

Russell et al.[147] *e Wu e Russell*[148] centraram-se na região de ligação à saliva, onde certos resíduos parecem ser importantes para a ligação à película salivar na superfície do dente. Os anticorpos contra esta parte da molécula podem exercer uma função anti-aderência. Os anticorpos contra o antigénio I-II são anticorpos anti-aderência eficazes. Não há provas de que o antigénio I-II tenha reatividade cruzada cardiovascular.

Recentemente, os investigadores mudaram o seu foco para vacinas mucosas que empregam a imunogenicidade da toxina da cólera e da sua subunidade B utilizando modelos de ratos e macacos ou para a região de ligação à saliva no modelo de rato que está geneticamente acoplada aos componentes não tóxicos do antigénio I-II. No entanto, não existem dados clínicos longitudinais, desde a infância, que demonstrem uma correlação entre os anticorpos contra o antigénio I-II e uma diminuição da concentração de colónias de S. mutans.[149] A este respeito, subsistem muitos obstáculos para que o desenvolvimento de uma vacina seja bem sucedido, incluindo os elevados custos necessários e a falta de prioridade das vacinas contra a cárie no último relatório do Instituto de Medicina. Outras incertezas incluem o número de contactos que serão necessários com um prestador de cuidados primários, o custo global da administração, os benefícios versus riscos das abordagens de imunidade ativa e passiva, o papel da indústria e a aceitação pela profissão dentária e pelo público.

Conclusão

Esta revisão sobre cáries incipientes foi redigida para compreender o processo da doença cárie, as suas fases clínicas, distribuição e determinantes, de modo a permitir a identificação de cáries precoces antes da evidência de cavitação da superfície com a ajuda de várias técnicas de deteção e também para te familiarizares com métodos de gestão avançados para parar ou reverter as lesões não cavitadas. No entanto, devem ser efectuados mais ensaios comparativos in-vitro e in-vivo neste contexto, com períodos de acompanhamento mais longos, para se chegar a uma conclusão definitiva.

Bibliografia

1. Young DA, Novy BB, Zeller GG, Hale R, Hart TC, Truelove EL, Ekstrand KR, Featherstone JD, Fontana M, Ismail A, Kuehne J. O sistema de classificação de cáries da American Dental Association para a prática clínica: um relatório do Conselho de Assuntos Científicos da American Dental Association. O Jornal da Associação Dentária Americana. 2015 Feb 1;146(2):79-86.

2. NB CL, Fontanac PM. Glossário de termos-chave. Deteção, avaliação, diagnóstico e monitorização da cárie. 2009;21:209-16.

3. William V, Messer LB, Burrow MF. Hipomineralização de incisivos molares: revisão e recomendações para o manejo clínico. Odontopediatria. 2006 May 1;28(3):224-32.

4. Ismail AI, Tellez M, Pitts NB, Ekstrand KR, Ricketts D, Longbottom C, Eggertsson H, Deery C, Fisher J, Young DA, Featherstone JD. Caries management pathways preserve dental tissues and promote oral health. Odontologia comunitária e epidemiologia oral. 2013 Feb;41(1):e12-40.

5. Young DA, Featherstone JD. Gestão da cárie através da avaliação de risco. Odontologia comunitária e epidemiologia oral. 2013 Feb;41(1):e53-63.

6. Petersen PE, Bourgeois D, Ogawa H, Estupinan-Day S, Ndiaye C. The global burden of oral diseases and risks to oral health. Boletim do Órgão Mundial de Saúde. 2005 Sep;83(9):661-9.

7. John MK, Babu A, Gopinathan AS. Cáries incipientes: uma abordagem de intervenção precoce. Int J Community Med Public Heal. 2015 Jan;2(1):10.

8. Young DA, Featherstone JD. Gestão de cáries por avaliação de risco.[3] Community Dent Oral Epidemiol 2013; 41(1): e53-63. [http://dx.doi.org/10.1111/cdoe.12031] [PMID: 24916678]

9. Stahl J, Zandona AF. Fundamentação e protocolo para o tratamento de lesões cariosas de superfície lisa não cavitadas [4]. Gen Dent 2007; 55(2): 105-11. [PMID: 17333980]

10. Featherstone JD. O continuum da cárie dentária: Evidência de um processo dinâmico da doença. J Dental Res 2004;83:c39-c42.

11. Barbaria E, Maroto M, Arenas M, Silva CC. Estudo clínico do diagnóstico de cárie com sistema de fluorescência a laser. J Am Dent Assoc 2008;139(5)572-79.

12. Heymann HO, Swift Jr EJ, Ritter AV. Arte e ciência de Sturdevant da odontologia operatória - livro: Arte e Ciência de Sturdevant de Odontologia Operatória - Livro. Elsevier Ciências da Saúde; 2012 abril 19.

13. Backer DO: Posteruptive changes in dental enamel, J Dent Res 45:503, 1966.

14. Silverstone LM: Estudos in vitro com especial referência à superfície do esmalte e à interface esmalte-resina. Em Silverstone LM, Dogon IC, editores: In Proceedings of an international symposium on the acid etch technique, St Paul, MN, 1975, North Central. .

15. Fyffe HE, Deery C, Nugent ZJ, Nuttall NM, Pitts NB. Validade in vitro do método do limiar selecionável de Dundee para o diagnóstico de cáries. Community Dent Oral Epidemiol 2000;28:52-58.

16. Ferreira Z, Zero DT. Ferramenta de diagnóstico para deteção precoce de cáries. J Dental Res 2004;83 (Suppl 1):c84-88.

17. Monta GJ. Define, classifica e coloca as lesões de cárie incipientes em perspetiva. Dent Clin North Am 2005 Oct;49(4): 701-23.

18. Fejerskov O, Edwina AM. Kidd Caries epidemiology, with special emphasis on diagnostic standards. Em Dental caries the disease and its clinical management. Publicação Gray, Dinamarca. Blackwell Munskgaard 2003;141-61.

19. Damle S, Kalaskar R, Sakhare D, editores. Odontopediatria ilustrada - Parte 3. Bentham Science Publishers; 2023 Jul 7.

20. Peter S. Essentials of Public health dentistry. Editora Arya; 2022.

21. Muthu MS, Sivakumar N. Pediatric Dentistry: Princípios e Prática E-book. Elsevier Ciências da Saúde; 2022 Sep 21.

22. Tandon S. Livro-texto de pedodontia. Editora Paras Medical; 2009.

23. Ismail AI, Tellez M, Pitts NB, Ekstrand KR, Ricketts D, Longbottom C, Eggertsson H, Deery C, Fisher J, Young DA, Featherstone JD, Evans W, Zeller GG, Zero D, Martignon S, Fontana M, Zandona A. Caries management pathways preserve dental tissues and promote oral health. Community Dent Oral Epidemiol. 2013

Feb;41(1):e12-40. [PubMed]

24. Nyvad B, Machiulskiene V, Baelum V. Reliability of a new caries diagnostic system differentiating between active and inactive caries lesions. Caries Res. 1999 Jul- Aug;33(4):252-60. [PubMed]

25. Pitts NB, Zero DT, Marsh PD, Ekstrand K, Weintraub JA, Ramos-Gomez F, Tagami J, Twetman S, Tsakos G, Ismail A. Dental caries. Nat Rev Dis Primers. 2017 May 25;3:17030. [PubMed]

26. Ekstrand KR, Zero DT, Martignon S, Pitts NB. Avaliação da atividade da lesão. Deteção, avaliação, diagnóstico e monitorização de cáries. 2009;21:63-90.

27. Mentz N, Coogen M. Deteção de cáries incipientes nas margens das coroas. Disponível em: http://www.google.com, acedido a 20 de maio de 2012.

28. Artun J, Brobakken BO. Prevalência de manchas brancas cariosas após tratamento ortodôntico com aparelhos multibonded. Eur J Orthod 1986;8(4):229-34.

29. Ortendahl T, Thilander B, Svanberg M. Mutans streptococci and incipient caries adjacent to glass ionomer cement or resin based composite in orthodontics. Am J Orthod Dentofacial Orthop 1997;112(3):271-74.

30. Silverstone LM, Hicks MJ, Featherstone MJ. Factores dinâmicos que afectam a iniciação e progressão de lesões no esmalte dentário humano. II. Morfologia da superfície do esmalte saudável e das lesões de cárie do esmalte. Quintessence Int 1988;19:773-85.

31. Silverstone LM, Hicks MJ, Featherstone MJ. Factores dinâmicos que afectam a iniciação e progressão da lesão no esmalte dentário humano. Parte I. A natureza dinâmica da cárie do esmalte. Quintessence Int 1988;19:683-711.

32. Zero DT. Processo de cárie dentária. Dent Clin North Am 1999;43:635-64.

33. Silverstone LM et al, editores: Dental caries, Londres e Basingstoke, 1981, Macmillan, Ltd.

34. Nyvad B. Diagnosis versus detection of caries. Caries Res. 2004 maio-Jun;38(3):192-8.

35. Pitts NB, Stamm JW. International Consensus Workshop on Caries Clinical Trials (ICW-CCT)--final consensus statements: agreeing where the evidence leads. Jornal de Investigação Dentária. [Conferência de Desenvolvimento de Consenso Conferência de Desenvolvimento de Consenso, NIH Review]. 2004;83 Spec No C:C125-8.

36. Pitts NB. Conceitos modernos de medição da cárie. Jornal de Investigação Dentária. 2004;83 Spec No C:C43-7.

37. Nyvad B, Fejerskov, O., Baelum, V.. Diagnóstico visual-tátil da cárie. In: Fejerskov O, Kidd, E., editor. Cárie Dentária: A doença e a sua gestão clínica: Blackwell Munksgaard; 2008. p. 49-69.

38. Altman DG, Bland JM. Testes de diagnóstico. 1: Sensibilidade e especificidade. BMJ. 1994 Jun 11;308(6943):1552.

39. Verdonschot EH, Wenzel A, Bronkhorst EM. Avaliação da precisão do diagnóstico na deteção de cáries: uma análise de dois métodos. Community Dent Oral Epidemiol. 1993 Aug;21(4):203-8.

40. Pitts NB, Fyffe HE. The effect of varying diagnostic thresholds upon clinical caries data for a low prevalence group. J Dent Res. 1988 Mar;67(3):592-6.

41. Warren JJ, Levy SM, Kanellis MJ. Cárie dentária na dentição primária[22]: avaliação da prevalência de lesões cavitadas e não cavitadas. J Public Health Dent 2002; 62(2): 109-14. [http://dx.doi.org/10.1111/j.1752-7325.2002.tb03430.x] [PMID: 11989205]

42. Ekstrand KR, Kuzmina I, Bjorndal L, Thylstrup A. Relação entre as características externas e histológicas das fases progressivas da cárie na fossa oclusal. Caries Res. 1995;29(4):243-50.

43. Ekstrand KR, Ricketts DN, Kidd EA. Reprodutibilidade e precisão de três métodos de avaliação da profundidade de desmineralização da superfície oclusal: um exame in vitro. Caries Res. 1997;31(3):224-31.

44. Ismail AI, Sohn W, Tellez M, Amaya A, Sen A, Hasson H, et al. The International Caries Detection and Assessment System (ICDAS): an integrated system for measuring dental caries. Community Dent Oral Epidemiol. 2007 Jun;35(3):170-8.

45. Fyffe HE, Deery C, Nugent ZJ, Nuttall NM, Pitts NB. Effect of diagnostic threshold on the validity and reliability of epidemiological caries diagnosis using the Dundee

Selectable Threshold Method for caries diagnosis (DSTM). Community Dent Oral Epidemiol. 2000 Feb;28(1):42-51.

46. Ismail AI. Deteção visual e visuo-tátil de cáries dentárias. J Dent Res. 2004;83 Spec No C:C56-66.

47. Ekstrand KR, Ricketts DN, Kidd EA, Qvist V, Schou S. Deteção, diagnóstico, monitorização e tratamento lógico de cáries oclusais em relação à atividade e gravidade da lesão: um exame in vivo com validação histológica. Caries Res. 1998;32(4):247-54.

48. Ekstrand KR, Ricketts DN, Longbottom C, Pitts NB. Avaliação visual e tátil de lesões cariosas iniciais de esmalte presas: um estudo piloto in vivo. Caries Res. 2005 May- Jun;39(3):173-7.

49. Ekstrand KR, Zero DT, Martignon S, Pitts NB. Avaliação da atividade da lesão. Monogr Oral Sci. 2009;21:63-90.

50. Ekstrand KR, Zero DT, Martignon S, Pitts NB. Avaliação da atividade da lesão. Monogr Oral Sci. 2009;21:63-90.

51. Jablonski-Momeni A, Stachniss V, Ricketts DN, Heinzel-Gutenbrunner M, Pieper K. Reprodutibilidade e precisão do ICDAS-II para a deteção de cáries oclusais in vitro. Caries Res. 2008;42(2):79-87.

52. Ferreira Zandona A, Santiago E, Eckert G, Fontana M, Ando M, Zero DT. Uso do ICDAS combinado com a fluorescência quantitativa induzida por luz como método

de deteção de cárie. Caries Res. 2010;44(3):317-22.

53. Pitts NB, Ekstrand KR. International Caries Detection and Assessment System (ICDAS) e o seu International Caries Classification and Management System (ICCMS) - métodos para avaliar o processo de cárie e permitir aos dentistas gerir a cárie. Community Dent Oral Epidemiol. 2013;41:e41e52.

54. Mejare I, Kidd EAM. Radiografia para o diagnóstico de cáries. In: Fejerskov O KE, editor. Dental Caries: A doença e a sua gestão clínica. 2ª edição ed: Blackwell Muksgaard; 2008. p. 69-89.

55. Pretty IA. Deteção e diagnóstico da cárie: novas tecnologias. J Dent. 2006 Nov;34(10):727-39.

56. Bader JD, Shugars DA, Bonito AJ. Uma revisão sistemática do desempenho dos métodos de identificação de lesões cariosas. J Public Health Dent. 2002 Fall;62(4):201-13.

57. Gomez J, Tellez M, Pretty IA, Ellwood RP, Ismail A. Métodos de deteção de lesões cariosas não cavitadas: uma revisão sistemática. Community Dent Oral Epidemiol. 2012 2013;41(1):55-66.

58. Machiulskiene V, Nyvad B, Baelum V. A comparison of clinical and radiographic caries diagnoses in posterior teeth of 12-year-old Lithuanian children. Caries Res. 1999 Sep-Oct;33(5):340-8.

59. Ricketts DN, Kidd EA, Smith BG, Wilson RF. Diagnóstico clínico e radiográfico de cáries oclusais: um estudo in vitro. J Oral Rehabil. 1995 Jan;22(1):15-20.

60. Hintze H, Wenzel A, Danielsen B, Nyvad B. Fiabilidade do exame visual, transiluminação por fibra ótica e radiografia da asa da mordida, e reprodutibilidade do exame visual direto após a separação do dente para a identificação de lesões cariosas cavitadas em superfícies aproximadas em contacto. Caries Res. 1998;32(3):204-9.

61. Baelum V, Hintze H, Wenzel A, Danielsen B, Nyvad B. Implications of caries diagnostic strategies for clinical management decisions. Community Dent Oral Epidemiol. 2012 Jun;40(3):257-66.

62. Wenzel A, Kirkevang LL. Atitudes dos estudantes em relação à radiografia digital e à precisão da medição de dois sistemas digitais em relação ao tratamento de canais radiculares. Revista Europeia de Educação Dentária: revista oficial da Associação para a Educação Dentária na Europa. 2004 Nov;8(4):167-71.

63. Neuhaus KW, Ellwood R, Lussi A, Pitts NB. Auxiliares tradicionais de deteção de lesões. Monogr Oral Sci. 2009;21:42-51.

64. Ricketts DN, Kidd EA, Liepins PJ, Wilson RF. Validação histológica[33] de medições de resistência eléctrica no diagnóstico de cáries oclusais. Caries Res 1996; 30(2): 148-55. [http://dx.doi.org/10.1159/000262152] [PMID: 8833140]

65. Huang D, Swanson EA, Lin CP, Schuman JS, Stinson WG, Chang W, et al. Optical coherence tomography. Science. 1991 Nov 22;254(5035):1178-81.

66. Jones RS, Darling CL, Featherstone JD, Fried D. Imagiologia de cáries artificiais nas superfícies oclusais com tomografia de coerência ótica sensível à polarização.

Caries Res. 2006;40(2):81-9.

67. Kang H, Jiao JJ, Lee C, Le MH, Darling CL, Fried D. Nondestructive Assessment of Early Tooth Demineralization Using Cross-Polarization Optical Coherence Tomography. IEEE J Sel Top Quantum Electron. 2010 Jul;16(4):870-6.

68. van der Veen MH, de Josselin de Jong E. Application of quantitative lightinduced fluorescence for assessing early caries lesions. Monogr Oral Sci. 2000;17:144-62.

69. de Josselin de Jong E, Sundstrom F, Westerling H, Tranaeus S, ten Bosch JJ, Angmar-Mansson B. Um novo método para a quantificação in vivo de alterações nas cáries iniciais do esmalte com fluorescência laser. Caries Res. 1995;29(1):2-7.

70. Tranaeus S, Al-Khateeb S, Bjorkman S, Twetman S, Angmar-Mansson B. Aplicação da fluorescência quantitativa induzida por luz para monitorizar lesões incipientes em crianças com cáries. Um estudo comparativo da remineralização por verniz fluoretado e limpeza profissional. Eur J Oral Sci. 2001 Apr;109(2):71-5.

71. Feng Y, Yin W, Hu D, Zhang YP, Ellwood RP, Pretty IA. Avaliação da autofluorescência para detetar as capacidades de remineralização dos dentífricos com fluoreto de sódio, monofluorofosfato e sem fluoreto. Um ensaio aleatório de grupo simples-cego. Caries Res. 2007;41(5):358-64.

72. Abdelaziz M, Krejci I. DIAGNOcam uma tecnologia de transiluminação de imagens digitais de infravermelhos próximos[39] (NIDIT). Int J Esthet Dent 2015; 10(1): 158-65. [PMID: 25625132]

73. Tassoker M, Ozcan S, Karabekiroglu S. Deteção e[40] diagnóstico de cáries

oclusais utilizando os critérios visuais do ICDAS, medições de fluorescência a laser e imagens de transiluminação de luz infravermelha próxima. Med Princ Pract 2020; 29(1): 25-31.

74. Gomez J. Deteção e diagnóstico da lesão de cárie precoce. BMC Oral[9] Health 2015; 15(Suppl. 1): S3. [http://dx.doi.org/10.1186/1472-6831-15-S1-S3] [PMID: 26392124]

75. Kocak N, Cengiz-Yanardag E. Clinical performance of clinical-visual[41] examination, digital bitewing radiography, laser fluorescence, and near-infrared light transillumination for detection of non-cavitated proximal enamel and dentin caries. Lasers Med Sci 2020; 35(7): 1621-8.

76. Machiulskiene V, Campus G, Carvalho JC, Dige I, Ekstrand KR, Jablonski-Momeni A, Maltz M, Manton DJ, Martignon S, Martinez-Mier EA, Pitts NB, Schulte AG, Splieth CH, Tenuta LMA, Ferreira Zandona A, Nyvad B. Terminologia da Cárie Dentária e da Gestão da Cárie Dentária: Consensus Report of a Workshop Organized by ORCA and Cariology Research Group of IADR. Caries Res. 2020;54(1):7- 14. [PubMed]

77. Carey CM. Focus on fluorides: update on the use of fluoride for the prevention of dental caries. J Evid Based Dent Pract. 2014 Jun;14 Suppl:95-102. [PMC free article] [PubMed]

78. Padavala S, Sukumaran G. Hipomineralização do incisivo molar e sua prevalência. Contemp Clin Dent. 2018 Sep;9(Suppl 2):S246-S250. [PMC free article] [PubMed]

79. Dorri M, Dunne SM, Walsh T, Schwendicke F. Intervenções micro-invasivas[2] para

para o tratamento da cárie dentária proximal em dentes decíduos e permanentes. Cochrane Database Syst Rev 2015; (11): CD010431 [http://dx.doi.org/10.1002/14651858.CD010431.pub2] [PMID: 26545080]

80. Borges BC, de Souza Borges J, de Araujo LS, Machado CT, Dos[43] Santos AJ, de Assunçao Pinheiro IV. Atualização sobre abordagens não cirúrgicas e ultraconservadoras para tratar eficazmente lesões de cárie não cavitadas em dentes permanentes. Eur J Dent 2011; 5(2): 229-36. [http://dx.doi.org/10.1055/s-0039-1698885] [PMID: 21494394]

81. Ekstrand K, Martignon S, Bakhshandeh A, Ricketts DN. O tratamento não[45] operatório com resina de lesões de cárie proximais. Dental update 2012; 39(9): 614-. 8-20, 22 [http://dx.doi.org/10.12968/denu.2012.39.9.614]

82. Banerjee A, Doméjean S. A abordagem contemporânea à preservação dos dentes[46]: gestão de cáries de intervenção mínima (MI) em clínica geral. Prim Dent J 2013; 2(3): 30-7. [http://dx.doi.org/10.1308/205016813807440119] [PMID: 24340496]

83. Santamaría RM, Innes NPT, Machiulskiene V, Schmoeckel J, Alkilzy[47] M, Splieth CH. Opções alternativas de gestão de cáries para molares primários: resultados de 2,5 anos de um ensaio clínico randomizado. Caries Res 2017; 51(6): 605-14.

84. Terapia com flúor. Pediatr Dent. 2018 Oct 15;40(6):250-253. [PubMed]

85. Slayton RL, Urquhart O, Araujo MWB, Fontana M, Guzman-[50] Armstrong S, Nascimento MM, et al. Guia de prática clínica baseada em evidências sobre tratamentos não restauradores para lesões cariosas: um relatório da associação dentária americana. J Am Dent Associat 2018; 149(10): 837-49.

86. Marinho VC, Chong LY, Worthington HV, Walsh T. Bochechos com flúor para a prevenção de cáries dentárias em crianças e adolescentes. Cochrane Database Syst Rev. 2016 Jul 29;7(7):CD002284. [PMC free article] [PubMed]

87. Nizel AE, Harris RS. Os efeitos dos fosfatos na cárie dentária experimental: Uma revisão da literatura. J Dent Res 1964;43:1123-35.

88. McClure MJ. Estudos adicionais sobre o efeito cariostático dos fosfatos orgânicos e inorgânicos. J Dent Res 1963;42:693-9.

89. Makinen KK. Álcoois de açúcar, incidência de cáries e remineralização de lesões de cárie: Uma revisão da literatura. Int J Dent 2010;2010:981072.

90. Miake Y, Saeki Y, Takahashi M, Yanagisawa T. Efeitos de remineralização do xilitol no esmalte desmineralizado. J Electron Microsc (Tóquio) 2003;52:471-6.

91. Walsh LJ. Tecnologias contemporâneas para terapias de remineralização: Uma revisão. Int Dent S Afr 2009;11:6-16.

92. Sullivan RJ, Masters J, Cantore R, Roberson A, Petrou I, Stranick M, et al. Desenvolvimento de um dentífrico bicomponente com eficácia anticárie melhorada contendo fluoreto de sódio e fosfato dicálcico di-hidratado. Am J Dent 2001;14 Spec No:3A-11A.

93. Wefel JS, Harless JD. A utilização de DCPD saturado na remineralização de lesões de cárie artificial in vitro. J Dent Res 1987;66:1640-3.

94. Weyant RJ, Tracy SL, Anselmo TT, Beltrán-Aguilar ED, Donly KJ, Frese WA, Hujoel PP, Iafolla T, Kohn W, Kumar J, Levy SM, Tinanoff N, Wright JT, Zero D, Aravamudhan K, Frantsve-Hawley J, Meyer DM, American Dental Association Council on Scientific Affairs Expert Panel on Topical Fluoride Caries Preventive Agents. Fluoreto tópico para a prevenção da cárie: resumo executivo das recomendações clínicas actualizadas e revisão sistemática de apoio. J Am Dent Assoc. 2013 Nov;144(11):1279-91. [PMC free article] [PubMed]

95. Kervanto-Seppala S. Travar lesões de cárie do esmalte oclusal com selantes de fossas e fissuras.

96. Kim YK, Grandini S, Ames JM, Gu LS, Kim SK, Pashley DH, Gutmann JL, Tay FR. Revisão crítica sobre os selantes de canais radiculares à base de resina de metacrilato. Jornal de endodontia. 2010 Mar 1;36(3):383-99.

97. Rose RK. Effects of an anticariogenic casein phosphopeptide on calcium diff usion in streptococcal model dental plaques. Arch Oral Biol 2000;45:569-75.

98. Reynolds EC. Sistemas de remineralização à base de fosfato de cálcio: Evidência científica? Aust Dent J 2008;53:268-73.

99. Kumar VL, I hagarun A, King NM. O efeito do fosfopeptídeo de caseína e do fosfato de cálcio amorfo na remineralização de lesões de cárie artificial: Um estudo in vitro. Aust Dent J 2008;53:34-40.

100. Azarpazhooh A, Limeback H. Clinical effi cacy of casein derivatives: Uma revisão sistemática da literatura. J Am Dent Assoc 2008;139:915-24.

101. Rose RK. Características de ligação de Streptococcus mutans para cálcio e fosfopeptídeo de caseína. Caries Res 2000;34:427-31.

102. Schüpbach P, Neeser JR, Golliard M, Rouvet M, Guggenheim B. A incorporação do caseinoglicomacropéptido e do caseinofosfopéptido na película salivar inibe a aderência dos estreptococos mutans. J Dent Res 1996;75:1779-88.

103. Llena C, Forner L, Baca P. Anticariogenicidade do fosfopeptídeo de caseína fosfato de cálcio amorfo: Uma revisão da literatura. J Contemp Dent Pract 2009;10:1-9.

104. Du M, Tai BJ, Jiang H, Zhong J, Greenspan D, Clark A. Eficácia do dentífrico contendo vidro bioativo (NovaMin) na hipersensibilidade da dentina. J Dent Res 2004;83:13-5.

105. Burwell A, Jennings D, Muscle D, Greenspan DC. NovaMin e hipersensibilidade dentinária - evidência in vitro de eficácia. J Clin Dent 2010;21:66-71.

106. Tai BJ, Bian Z, Jiang H, Greenspan DC, Zhong J, Clark AE, et al. Efeito anti-gingivite de um dentífrico contendo partículas de vidro bioativo (NovaMin). J Clin Periodontol 2006;33:86-91.

107. Iijima Y, Cai F, Shen P, Walker G, Reynolds C, Reynolds EC. Resistência ácida de lesões subsuperficiais de esmalte remineralizadas por uma pastilha elástica sem açúcar contendo fosfopeptídeo de caseína - fosfato de cálcio amorfo. Pesquisa sobre cáries. 2004 Oct 29;38(6):551-6.

108. Huang SB, Gao SS, Yu HY. Eff ect of nano-hydroxyapatite concentration on remineralization of initial enamel lesion in vitro. Biomed Mater 2009;4:034104.

109. Heymann GC, Grauer D (2013) Uma revisão contemporânea das lesões de manchas brancas em ortodontia. J Esthet Rest Dent 25: 85-95.

110. . Meyer-Lueckel H, Paris S, Kielbassa AM (2007) Erosão da camada superficial de lesões de cárie naturais com géis de ácido fosfórico e clorídrico em preparação para a infiltração de resina. Caries Res 41: 223-230.

111. Bergstrand F, Twetman S (2011) Uma revisão sobre prevenção e tratamento de lesões de manchas brancas pós-ortodônticas - métodos baseados em evidências e tecnologias emergentes. Open Dent J 5: 158-162.

112. Kielbassa AM, Muller J, Gernhardt CR (2009) Colmatar a lacuna entre a higiene oral e a medicina dentária minimamente invasiva: uma revisão sobre a técnica de infiltração de resina em lesões incipientes (proximais) do esmalte. Quintessence Int 40: 663-681.

113. Güvenç Bagaran iV, EG Bagaran (2011) Abordagem não cavitada para o tratamento de lesões de manchas brancas: um relato de caso. Investigação Dentária Internacional.

114. Basaran G, Veli I, Basaran EG (2011) Abordagem não cavitada para o tratamento de lesões de manchas brancas: Relato de um caso. IDR 1: 65-69.

115. Paris S, Meyer-Lueckel H (2009) Mascaramento de lesões de manchas brancas no esmalte labial por infiltração de resina - um relatório clínico. Quintessence Int 40: 713-

718.

116. Paris S, Meyer-Lueckel H (2009) Mascaramento de lesões de manchas brancas no esmalte labial por infiltração de resina - um relatório clínico. Quintessence Int 40: 713-718.

117. Paris S, Hopfenmuller W, Meyer-Lueckel H (2010) Infiltração de resina em lesões de cárie: Um ensaio aleatório de eficácia. J Dent Res 89: 823-826.

117.Slayton RL, Urquhart O, Araujo MWB, Fontana M, Guzman-[50] Armstrong S, Nascimento MM, et al. Guia de prática clínica baseada em evidências sobre tratamentos não restauradores para lesões cariosas: um relatório da associação dentária americana. J Am Dent Associat 2018; 149(10): 837-49.

118. Bader JD, Shugars DA. Uma revisão sistemática do desempenho de um dispositivo de fluorescência a laser[42] para a deteção de cáries. J Am Dent Associat 2004; 135(10): 1413-26

119. Borges BC, de Souza Borges J, de Araujo LS, Machado CT, Dos[43] Santos AJ, de Assunçao Pinheiro IV. Atualização sobre abordagens não cirúrgicas e ultraconservadoras para tratar eficazmente lesões de cárie não cavitadas em dentes permanentes. Eur J Dent 2011; 5(2): 229-36. [http://dx.doi.org/10.1055/s-0039-1698885] [PMID: 21494394]

120. Tranaeus S, Shi XQ, Angmar-Mânsson B. Caries risk assessment:[44] methods available to clinicians for caries detection. Community Dent Oral Epidemiol 2005; 33(4): 265-73. [http://dx.doi.org/10.1111/j.1600-0528.2005.00234.x] [PMID: 16008633]

121. Haikel Y, Frank RM, Voegel JC. Microscopia eletrónica de varrimento da camada superficial do esmalte humano de lesões cariosas incipientes. Pesquisa sobre cárie. 1983

Nov 17;17(1):1-3.

122. Wenzel A, Verdonschot EH, Truin GJ, Konig KG. Precisão da inspeção visual, transiluminação por fibra ótica e várias modalidades de imagens radiográficas para a deteção de cáries oclusais em dentes extraídos não cavitados. Jornal de investigação dentária. 1992 Dec;71(12):1934-7.

123. Miake Y, Saeki Y, Takahashi M, Yanagisawa T. Efeitos de remineralização do xilitol no esmalte desmineralizado. Journal of electron microscopy. 2003 Nov 20;52(5):471-6.

124. Huang SB, Gao SS, Yu HY. Efeito da concentração de nano-hidroxiapatite na remineralização da lesão inicial do esmalte in vitro. Biomedical materials. 2009 Jun 5;4(3):034104.

125. Baeshen HA, Lingstrom P, Birkhed D. Efeito de sticks de mastigação fluoretados (Miswaks) em lesões de manchas brancas em pacientes pós-ortodônticos. Jornal Americano de Ortodontia e Ortopedia Dentofacial. 2011 Sep 1;140(3):291-7.

126. Agrawal N, Pushpanjali K. Feasibility of including APF gel application in a school oral health promotion program as a caries-preventive agent: a community intervention trial. Jornal de ciência oral. 2011;53(2):185-91.

127. Paris S, Schwendicke F, Keltsch J, Dorfer C, Meyer-Lueckel H. Mascaramento de lesões de manchas brancas por infiltração de resina in vitro. Journal of dentistry. 2013 Nov 1;41:e28-34.

1 28.Oliveira GM, Ritter AV, Heymann HO, Swift Jr E, Donovan T, Brock G, Wright T. Remineralization effect of CPP-ACP and fluoride for white spot lesions in vitro. Jornal

de odontologia. 2014 Dec 1;42(12):1592-602.

1 29.Sharma S, Talwar M, Tewari A. Relationship of Dental Caries with Fluoride Concentration in Unstimulated whole Saliva of 7 to 15-year-old Nonfluoride Users. Revista Internacional de Ciência Dentária Experimental. 2016 Dec 1;3(2):59-62.

130. Vyavhare S, Sharma DS, Kulkarni VK. Efeito de três pastas diferentes na remineralização da lesão inicial do esmalte: um estudo in vitro. Jornal de Odontopediatria Clínica. 2015 Jan 1;39(2):149-60.

131. Borges AB, Caneppele TM, Masterson D, Maia LC. A infiltração de resina é um tratamento estético eficaz para defeitos de desenvolvimento do esmalte e lesões de manchas brancas? Uma revisão sistemática. Revista de Odontologia. 2017 Jan 1;56:11-8.

132. Diniz M, Campos P, Souza M, Guaré R, Cardoso C, Lussi A, Bresciani E. Avaliação de diferentes tratamentos de lesões de cárie incipientes: um estudo in situ da progressão utilizando métodos baseados em fluorescência. Operative Dentistry. 2021 Jan 1;46(1):87-99.

133. Thakur, Vivek & Vats, Raghuvinder & Kumar, M. & Datana, Sanjeev & Sharma, Mohit & Waingankar, Akshay & Pradhan, Ishan. (2022). Efeito do flúor gel tópico e do verniz fluoretado na prevenção de lesões de manchas brancas em pacientes submetidos a tratamento ortodôntico fixo: Um estudo in vivo. APOS Trends in Orthodontics. 11. 301-308. 10.25259/APOS_170_2020.

134. Van Houte J, Gibbons RJ, Pulkkinen AJ. Ecologia dos lactobacilos orais humanos. Infect Immun 1972;6(5):723-9

135. Goossens D, Jonkers D, Stobberingh E, van den Bogaard A, Russel M, Stockbrugger R. Probiotics in gastroenterology: indications and future perspectives. Scand J Gastroenterol Suppl 2003;239:15-23.

136. Tagg JR, Dierksen KP. Bacterial replacement therapy: adapting "germ warfare" to infection prevention. Trends Biotechnol 2003;21(5):217-23.

137. Burne RA, Marquis RE. Produção de álcalis por bactérias orais e proteção contra a cárie dentária. FEMS Microbiol Lett 2000;193(1):1-6

138. Russell MW. Imunização contra a cárie dentária. Curr Opin Dent 1992;2:72-80

139. Russell MW, Childers NK, Michalek SM, Smith DJ, Taubman MA. Uma vacina contra a cárie? O estado da ciência da imunização contra a cárie dentária. Caries Res 2004;38(3):230-5.

140. Smith DJ. Vacinas contra a cárie dentária: perspectivas e preocupações. Crit Rev Oral Biol Med 2002;13(4):335-49.

141.Smith DJ. Caries vaccines for the twenty-first century (Vacinas contra a cárie para o século XXI). J Dent Educ 2003;67(10):1130-9. 91.

142.Smith DJ, King WF, Barnes LA, Peacock Z, Taubman MA. Immunogenicity and protective immunity induced by synthetic peptides associated with putative immunodominant regions of Streptococcus mutans glucan-binding protein B. Infect Immun 2003;71(3): 1179-84.

143. Smith DJ, King WF, Barnes LA, Trantolo D, Wise DL, Taubman MA. Facilitated intranasal induction of mucosal and systemic immunity to mutans streptococcal glucosyltransferase peptide vaccines. Infect Immun 2001;69(8):4767-73.

144. Smith DJ, Taubman MA. Potencial para peptídeos sintéticos baseados em glucosiltransferase numa vacina contra a cárie dentária. Adv Exp Med Biol 1995;371B: 1157-9.

145.Smith DJ, Taubman MA, Holmberg CF, Eastcott J, King WF, Ali-Salaam P. Antigenicidade e imunogenicidade de um péptido sintético derivado de um domínio de ligação ao glucano da glucosiltransferase do estreptococo mutans. Infect Immun 1993;61(7):2899-905.

146. Michalek SM, Katz J, Childers NK. Uma vacina contra a cárie dentária: uma visão geral. BioDrugs 2001;15(8):501-8.

147. Russell MW, Wu HY, White PL, Kilian M, Henrichsen J. Respostas de anticorpos séricos a antigénios de Streptococcus mutans em humanos infectados sistemicamente com estreptococos orais. Oral Microbiol Immunol 1992;7(6):321-5.

148. Wu HY, Russell MW. Indução de imunidade da mucosa por aplicação intranasal de um antigénio de proteína de superfície estreptocócica com a subunidade B da toxina da cólera. Infect Immun 1993;61(1):314-22.

149. NIH-NIDCR. Painel sobre a vacina contra a cárie. 28 de janeiro de 2003.

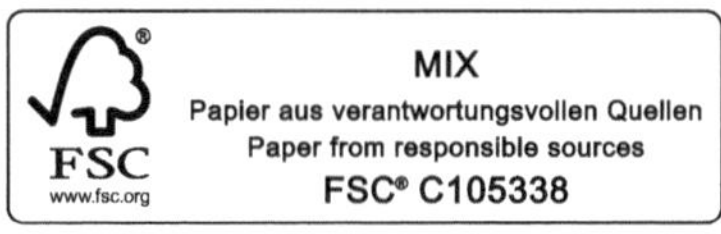

Printed by Books on Demand GmbH, Norderstedt / Germany